JN190269

婦人科美容・形成術の基本手技
改訂第2版

Basic techniques of cosmetic female genital surgery 2nd ed

佐野 仁美 編著

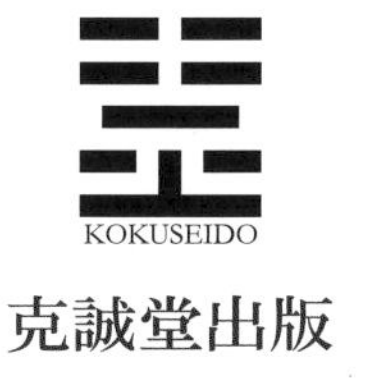

克誠堂出版

謹　告

■本書に記載の製品名・薬剤名・会社名等は2025年3月現在のものです。
■本書に記載されている治療法に関しては，発行時点における最新の情報に基づき，正確を期するよう，著者ならびに出版社は最善の努力を払っております。しかし，医学的知識は常に変化しています。本書記載の治療法・医薬品・疾患への適応等が，その後の医学研究や医学の進歩により本書発行後に変更され，記載された内容が正確かつ完全でなくなる場合もございます。
　したがって，読者自らが，メーカーが提供する最新製品情報を常に確認することをお勧めします。また，治療にあたっては，機器の取扱いや疾患への適応，診療技術等に関して十分考慮されたうえ，常に細心の注意を払われるようお願い致します。
■治療法・医薬品・疾患への適応等による不測の事故に対して，著者ならびに出版社はいかなる責務も負いかねますので，何卒ご了承下さい。

執筆者一覧

編著者

佐野　仁美

婦人科形成研究会　理事長
日本形成外科学会認定　形成外科専門医
医学博士

執筆者（五十音順）

加藤晴之輔

日本形成外科学会認定　形成外科専門医
医学博士
ルーチェクリニック　総院長

中務　秀一

日本形成外科学会認定　形成外科専門医
Bellefeel Clinic 新宿　院長

幡手亜梨子

日本形成外科学会認定　形成外科専門医

松本智恵子

日本産婦人科学会認定　産婦人科専門医
日本女性医学会認定　女性ヘルスケア専門医

石川　嵩紘

アートディレクター
キュレーター

企画・編集にあたって（改訂第2版）

本書は，2021年4月に日本語で初めて出版された婦人科美容・形成外科分野の術式や治療法に関するテキストに改訂を加えたものである。初版で不足していた部分を補いつつ，症例数を増やす形で改訂を行った。婦人科美容・形成外科を学ぶ若手医師に向けて，標準的な術式をシンプルでわかりやすいイラストや症例写真とともに紹介することを目的としている。出版当時は婦人科美容・形成外科分野に関する手術に必要な解剖や術式およびピットフォールを学ぶ場が少なく，各医師が独自の手術を行っているのが現状であった。著者は，他院で施術された結果，術後変形や後遺症が生じ，その修正を希望する症例を多数経験したが，その多くは基本的な知識と技術があれば回避可能のように思えた。だからこそ，婦人科美容・形成外科を1つの学術分野として共有することで，まずは医療関係者の皆様にも，このような悩みをもつ人が少なからず存在すること，それは特殊な悩みではないこと，そして治療する方法があるのだという認識が生まれることを期待して，本書を執筆した。おかげさまで多数の反響をいただき，今回，改訂版を出版するに至った。

女性の外性器の形を整える婦人科美容や婦人科形成術は，2000年代になって注目されはじめた比較的新しい分野である。世間ではフェムテックが注目され，女性のウェルネスが叫ばれる中，医療分野でも手術や治療を希望する患者の増加もあり，新しい術式や美容機器が次々と開発・発表されている。日本国内に目を向けると，外陰部（V. I. O）脱毛が一般化しつつあり，若年層を中心に男女ともに脱毛する人口が劇的に増加した。これに伴い，外性器があらわになるという理由からも，婦人科美容・形成術の希望者も年々増加している。症例の増加にはインターネットなどの情報の流通も影響しているかもしれない。

一方で，女性器の外観や機能の悩みに関しては，「触れてはいけないもの」「我慢するべきもの」とされてきた歴史がある。特に恥の文化が強い日本では，この傾向が顕著だと思われる。婦人科で相談しても，「正常」「老化」の一言で治療対象とされず，悩みを抱え込んでしまうケースも多い。著者が治療してきた症例でも，「治療ができると思わなかった」「もっと早く知りたかった」という言葉が多く聞かれる。

本分野の情報交換と交流の場として，2022年には婦人科形成研究会を設立した（➔本書130頁）。外陰部にはさまざまな臓器が存在するため，形成外科・美容外科の知識のみならず，婦人科，泌尿器科，肛門外科の知識も必須である。研究会の理事には，各分野のスペシャリストに就任いただいた。本研究会では，年に2回の定例会を開催し，婦人科美容・形成にかかわるさまざまな分野のスペシャリストの講演を聞く貴重な機会を提供している。毎回，予定時間を超えて活発で白熱した質疑応答が続き，懇親会でも積極的な意見交換がされている。著者はと言えば，まだまだ理想への道半ばで，参加のたびに新たな気づきや学びも多く，小規模ながらも学術レベルの高い，刺激ある研究会になっていると自負している。現在では，日本各地の医師やコメディカルに参加いただき，会員数は100人を超えた。ご興味のある先生は是非，ホームページ（https://www.fujinkakeisei.com/）をのぞいていただければ幸いである。この場を借りて，平素より研究会の運営に尽力いただいている理事の松村一先生，関口由紀先生，海老根真由美先生，福澤見菜子先生，那須聡果先生，加藤晴之輔先生，定例会で講演してくださった先生方，会の趣旨に賛同し参加してくださる皆様，運営スタッフの青木さん，澤口さんに，心より感謝申し上げたい（いつもありがとうございます！）。皆様ひとりが欠けても，このような貴重な機会づくりは成し遂げられなかったことと思う。

さて，本書のカバーの絵は，故マリリン・モンロー（1926〜1962年）のセクシーロボットである。作者の空山基氏は，人体の曲線美とロボットを融合させた「セクシーロボット シリーズ」で知られ，海外セレブリティからも熱烈に支持される現代アーティストである。マリリン・モンローは，当時の女性の理想像とはかけ離れたファッションで独自の美学を切り開き，波乱に満ちた生涯を閉じた後も，大衆文化のアイコン，美のシンボルとして長年愛され続けている。本書が扱う内容には，女性の魅力を高める，性的満足度を改善する治療も含まれており，そのコンセプトが彼女の生き様と共鳴するのではないかと強く思い，ご縁もあり初版から引き続き，本著のカバーの絵として特別にご提供いただいている。ちなみに，今回の改訂版のマリリン・モンローのひたいには愛染明王の印が入っているが，聞けば，愛染明王の教えは「人の煩悩も仏の悟りの智慧に等しい」とのことで，硬いイメージの仏様の教えが，なんとも人間に都合が良く，肩の力も抜けているではないか。たしかに煩悩は人生の大切なエッセンスと言えるかもしれない。そして，「美しくなりたい」「快適に過ごしたい」「パートナーと良い関係を保ちたい」というお悩みに応える婦人科美容・形成術も，さしずめ「煩悩に寄り添う治療」と形容できるのでは，と思ったのも実は起用の大きな理由となっている。

最後に，本企画にあたり最初から最後まで多大にご尽力くださった克誠堂出版(株)編集部の堀江拓さん，栗田春子さん，ご多忙の中，快く執筆を引き受けてくださった加藤晴之輔先生，中務秀一先生，松本智恵子先生，幡手亜梨子先生，石川嵩紘さん，表紙の画像を提供してくださった空山基さん，症例写真を提供してくださった藤崎章子先生，沢山のイラストを描いてくださったイラストレーターの川本満さん，表紙デザインを担当してくださった飛鷹宏明さん，内容の相談に乗ってくださった安井幹雄さん，佐多久美子先生，堀口舞先生，企画に賛同し支えてくださったすべての皆様に，心より感謝申し上げます。本当にありがとうございました。

2025年3月

佐野　仁美

目次

企画・編集にあたって（改訂第２版） ／iv

Chapter. 1
婦人科美容・形成術に必要な配慮とインフォームドコンセント ／002

Chapter. 2
婦人科美容・形成術に必要な解剖学 ／010

Chapter. 3
婦人科美容・形成術に必要な基本知識と手技 ／024

Chapter. 4
婦人科美容・形成手術手技

1. 小陰唇形成術・縮小術 ～線状切除法，楔状（Ｖ字）切除法～ ／040

2. 副皮切除術 ／058

3. 陰核包茎手術（陰核包皮縮小術） ／068

4. 大陰唇形成術・縮小術 ／076

5. 傷をきれいに仕上げる一工夫 ～ボンドアウト法～ ／086

6. ヒアルロン酸注入による大陰唇形成術 ／094
7. 脂肪移植による大陰唇形成術 ／102
8. 腟内ヒアルロン酸注入 ／112
9. 腟への脂肪移植術 ／118
10. 会陰形成術・腟形成術 ／124
11. 処女膜切開術 ／132

Column

●婦人科美容の医療機器
—外陰部のアンチエイジング最前線！— ／038
●知っておこう！ 婦人科美容・形成術で注意すべき性感染症 ／067
●外陰部の黒ずみと経験人数の関係性
—ピンク好き男性には「おばあちゃま」がおすすめ!?— ／093
●世界で急増する婦人科形成の需要と理想的な外陰部の変遷 ／110
●婦人科形成に，新しい一歩を ／130
●女性器と絵画 ／140

事項索引 ／145

編著者紹介 ／149

Chapter. 1

婦人科美容・形成術に必要な配慮と
インフォームドコンセント

婦人科美容・形成術に必要な配慮とインフォームドコンセント

佐野　仁美

Ⅰ　あなたは唯一の相談相手である

著者の経験上，婦人科美容・形成術の相談に来る患者のほとんどが一人で来院する。来院時は表情が硬く，緊張を隠せないことが多い。手術を受けるかどうかをパートナーや友人に相談した割合は6.9％であったという報告もある[1)]。多くの患者が一人で悩み，一人で相談に訪れ，一人で手術を決断している現状がうかがわれる。

悩みを自覚してから来院するまでに数年を要することも多く，なかには保険診療や検診の場で勇気を出して医師に相談したものの，「異常ではない」「気にしすぎ」「治療の対象ではない」と言われ，治療を断念してしまうケースもある。

治療にかかわる医師は「唯一の相談相手」として，その内容を真摯に受けとめ，専門的な知識をもって応えたい。

Ⅱ　相談しやすい環境をつくろう！

繊細な診療内容であるため，患者への対応やプライバシーには十分に配慮する(➔図1)。具体的には，①待合室を個室にするなど他の患者に会わないよう工夫する，②名前ではなく番号で呼ぶ，③女性スタッフのみが対応する，④清潔でリラックスできる空間を作る，⑤男性医師が対応する場合は女性スタッフが同席するなど，安心して悩みを吐露し，治療を検討できるような環境を提供する。他の部屋で談笑しているのが聞こえただけでも，自分が笑われているのではないかと疑心暗鬼になってしまう患者もいる。

婦人科美容・形成医療に携わるすべてのスタッフが自覚をもって診療にあたる必要がある。

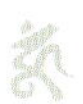

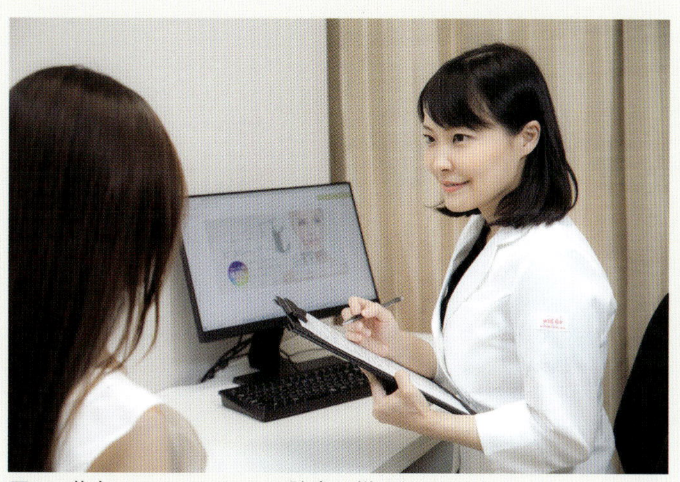

図1　著者のクリニックでの診察の様子

Ⅲ　治療計画とインフォームドコンセントのコツ

婦人科美容・形成領域は比較的，重篤な合併症が少ない分野であるが[2]，最善を尽くしても常に合併症のリスクがあることに留意し，術前の丁寧な説明や注意深い治療計画の立案が肝要である。

患者への説明では，現状，治療の選択肢と得られる効果，麻酔法，合併症とその対策，手術費用，術者に関する事項を明確に説明する。十分な理解と同意が得られれば署名をもらう。署名は，法律上自己決定権が認められている18歳以上であれば有効である[3)4)]。18歳未満であれば，保護者などの法定代理人の署名が必要になる。説明書は2部作成し，1部をカルテに保管，1部を患者に渡す。説明書を含めた診療録の保存義務は5年である[3)]。

手術前に喫煙，糖尿病や高血圧などの基礎疾患，栄養状態（過度なダイエットによる急激な体重減少），内服薬，サプリメント摂取，術後のケアや行動制限が守れるかどうかなど患者固有のリスクを評価する。クラミジアなどの自覚症状が出ていない性感染症が術後に顕在化する可能性があるので，リスクのある患者には事前に婦人科受診を勧める。肉眼的にコンジローマや外陰部の悪性腫瘍が疑われる症例も同様である。

疼痛，感染，出血，創傷治癒遅延や創離開，神経障害，瘢痕，アレルギーといった一般的な手術に伴う合併症について説明する。また，術後のケアによって合併症の有無が大きく変化する旨を，あらかじめ説明しておく。外陰部は解剖学的にも個人差の大きい部位であり，左右差が顕著な症例も多い。あらかじめ，もともとの左右差を指摘し，完全に左右対称にすることは困難な旨を伝えておく。

手術記録のために，術前後に立位や砕石位での写真の撮影が必要なこと，個人情報や写真が漏洩しないように厳重な管理を行っていることを説明し，了承を得る。術前写真をもとに，切除範囲や瘢痕ができる部位を説明する。術前に十分にリスクを説明することにより，合併症が起こった場合も患者の受け入れは良好となる。また，医師だけではなく看護師や医療スタッフにも教育を行い，知識や情報を共有することも，患者の理解を助けトラブル防止に役立つ。

本項の末尾に，問診票（➔図2）と，小陰唇縮小術の説明書・同意書のサンプル（➔図3）を呈示する。読者の診療の一助となれば幸いである。

Ⅳ　できないことは断る勇気を！

術前に患者の希望を十分に聞き取り，その目的を理解したうえで治療計画を立てる。小陰唇を小さくしたいと希望していても，「見た目や水着姿が気になる」「痛みや不快感を改善したい」，また文化や宗教上の理由など，目的はさまざまである。患者の要求をすべて受け入れるのではなく，手術の目的や要望を理解し，現実的で最適な提案をすることを心がける。

例えば，整容的な目的で小陰唇の全切除を希望することがある。小陰唇は腟や尿道口への細菌侵入や乾燥を防ぐ役割をもつため，過剰切除は腟炎や腟の乾燥および尿路感染症の原因となる。また，神経障害や拘縮などのリスクが増す。特別な理由や強いこだわりがない場合は，全切除は行わない方がよい旨を伝え，その目的と照らし合わせて，患者の希望と，医学的に安全で改善が見込まれる範囲内で妥協点を探る。丁寧に説明を行うことで理解が得られるケースがほとんどである。

一方で，手術による改善が難しい目的もある。当然ではあるが，手術のみで配偶者や交際相手との関係改善は見込めないし，異性交遊が花開くわけではない。性交痛の改善を目的とする症例の中には心因性やワギニスムス（腟痙攣）によるものも含まれ，これらは手術では改善しないため注意が必要である。処女膜強靭症は手術により改善を期待できるが，手術前の性交渉時の疼痛がトラウマとなり，恐怖心から手術後も性交渉が困難な症例が存在する。この場合は医療用の腟ダイレーターなどを用い，挿入練習を行う必要があり，事前にその可能性を説明する（➔本書132～138頁「処女膜切開術」）。

文化や宗教上の理由でクリトリスを含めた外性器の全切除を望む場合もあるが，外性器の全切除は形態・機能ともに不可逆的な変化であり，術後は疼痛や性的機能不全[5)]，

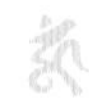

尿路感染や腟炎などが問題となる[6]。また，外性器切除は女子割礼とも呼ばれ，女性の人権侵害として国際的な社会問題となっているため[7][8]，強い要望があっても著者は施術をしていない。

婦人科美容・形成医療は「外陰部や生殖器の整容面および機能面の改善」が目的である。術後トラブルを回避するためにも，手術で改善困難な過大な期待や誤解がある場合は事前に伝え，理解が得られない場合やリスクの高い場合は手術を断る決断も時に必要である。

問診票

初診日　　年　月　日

お名前	フリガナ	生年月日	年　月　日（満　歳）
ご住所	〒		
携帯番号		メールアドレス	

1. お悩み　該当するものに〇をつけてください。（複数可）
見た目・大きさ・左右差・痛み・痒み・黒ずみ・膣のゆるみ・乾燥・不感症・性交痛
その他（　　　　　　　　　　　　　　　　）

2. 気になる治療内容に〇をつけてください。（複数可）
小陰唇縮小術・副皮切除術・陰核包茎手術・膣ヒアルロン酸注入
大陰唇ヒアルロン酸注入・膣脂肪注入・大陰唇脂肪注入・処女膜切開・その他（　　　　　）

3. ご相談内容を具体的に下記へご記入下さい。

［　　　　　　　　　　　　　　　　　　　　　　］

4. 該当するものに〇をおつけください。
- 妊娠・出産のご経験はありますか？　いいえ／はい
- 妊娠の可能性はありますか？　いいえ／可能性あり／妊娠中／授乳中／不妊治療中
- 婦人科検診は受けていますか？　いいえ／はい（最終検診日：　　年　　月）
- 現在，治療中の病気はありますか？　いいえ／はい（病名：　　　　　　　　）
- 常用している内服薬・サプリ等はありますか？　いいえ／はい（薬品名：　　　　　）
- 過去に大きな病気や手術をされたことはありますか？
いいえ／はい（病名：　　　　　　　　　　　　　）
- 皮膚のトラブルはありますか？
いいえ／アトピー性皮膚炎／ケロイド体質／かぶれやすい／手術部位の傷や炎症
イソジンアレルギー／アルコールアレルギー／その他（　　　　　　　　）
- 麻酔の経験はありますか？　いいえ／はい
- 過去に感染症を指摘されたことはありますか？
いいえ／C型肝炎／B型肝炎／HIV／梅毒／性感染症　その他（　　　　　　）
- アレルギーはありますか？　いいえ／はい（具体的に：　　　　　　　　）

図2　問診票

小陰唇縮小術を受けられる患者様へ

小陰唇の外観の問題，肥大による不衛生，慢性摩擦，きつい服を着た時の不快感，自転車乗車時やスポーツ時の疼痛，ジッパーに引っかかるなどの問題を改善するための手術です。

【手術の流れ】

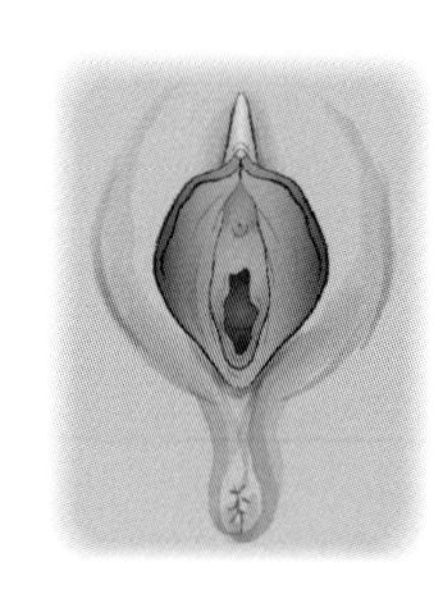

➡手術前の写真を撮影し，手術のデザインを決めます。
➡麻酔をします。
➡麻酔が効いたのを確認した後に，手術をします。
➡止血を確認した後にお帰りいただけます。
➡1週間後に傷口の確認のために再診してください。

【手術後の注意点】

・手術後1週間は，強い圧迫・外的な刺激，飲酒，喫煙は避けてください。
・入浴は2週間後から可能です。シャワーは翌日から可能です。
・激しい運動や性交渉は1カ月後から可能です。
・手術後，数日間は多少出血が見られることがあります。
・手術翌日から家事や事務仕事は可能です。

【合併症】

疼痛・感染・出血・血腫・創離開・傷跡や凹凸・瘢痕拘縮・ケロイド・
感覚の変化・左右差・形態の不満足・薬のアレルギー

【禁忌事項・適応注意】

・施術部位に悪性腫瘍および疑い
・性感染症および疑い
・長期間のステロイド内服
・てんかん発作の既往
・妊娠中または妊娠の可能性
・ペースメーカーや除細動器使用中，糖尿病，抗凝固療法中，アルコール中毒の方

私は上記手術の内容やリスクに関して十分に説明を受け，治療を受けることに同意します。

年　　月　　日　ご署名：

図3　小陰唇縮小術の説明書・同意書

引用文献

1) Miklos JR, et al: Labiaplasty of the labia minora: patients' indications for pursuing surgery. J Sex Med 5: 1492-1495, 2008
2) Goodman MP, et al: A large multicenter outcome study of female genital plastic surgery. J Sex Med 7 (4 Pt 1): 1565-1577, 2010
3) 宇田宏一ほか：「インフォームド・コンセント（IC：Informed Consent）」. 形成外科モバイルブック，菅原康志監，pp2-3，克誠堂出版，2012
4) 菅原康志：患者の選択とインフォームドコンセント．形成外科49：619-625, 2006
5) Elneil S: Female sexual dysfunction in female genital mutilation. Trop Doct 46: 2-11, 2016
6) Odukogbe AA, et al: Female genital mutilation/cutting in Africa. Transl Androl Urol 6: 138-148, 2017
7) Dhungat JP: Female Genital Mutilation. J Assoc Physicians India 67: 90, 2019
8) Khosla R, et al: Gender equality and human rights approaches to female genital mutilation: a review of international human rights norms and standards. Reprod Health 14: 59, 2017

Chapter. 2

婦人科美容・形成術に必要な解剖学

婦人科美容・形成術に必要な解剖学

松本智恵子，中務　秀一，佐野　仁美

治療計画や手術に際しては，解剖学的な正確な知識と各部位の特性の理解が必要不可欠である。本項では，婦人科美容・形成術に必要な外性器，会陰，腟の解剖について解説する。

I　女性外性器の解剖

女性外性器は主に，恥丘，大陰唇，小陰唇，陰核，腟前庭により構成される（➔図1）[1]。以下に各部位ごとに詳述する。

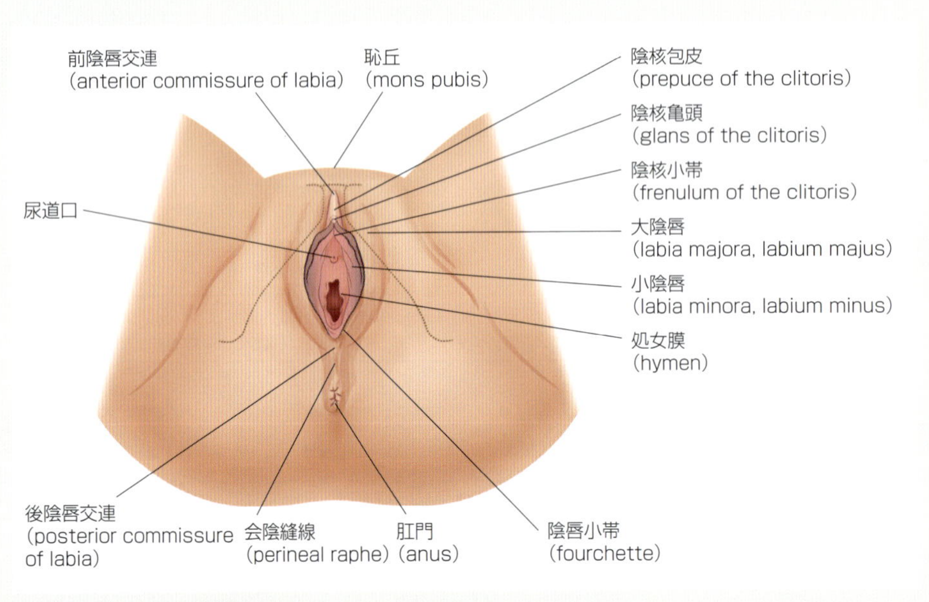

図1　女性外性器の構造
（藤井信吾ほか：外陰部の解剖．カラーアトラス 臨床解剖学に基づいた産婦人科手術シリーズⅢ（新版），pp31-35，診断と治療社，2016をもとに作成）

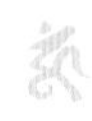

恥丘（mons pubis）

恥丘は恥骨結合下面の上にあり，腟前庭と陰核の前方に位置する三角形の脂肪組織の隆起である。この脂肪組織は思春期または体重増加とともに増大することがあるが，大幅な体重減少や閉経後には縮小する。

恥丘は通常，陰毛で覆われており，陰毛は周閉経期に加齢とともに減少する。恥丘の隆起は，脂肪組織の量や恥骨下角の角度の影響を受ける。

大陰唇（labia majora）

大陰唇は，左右の小陰唇の外側に存在する幅の広い皮膚のヒダであり，小陰唇や腟前庭などの外陰部を外的刺激から保護する役割をもつ。大陰唇と小陰唇の境界には，陰裂と呼ばれる深い溝が存在する。左右の大陰唇は前方で癒合して恥丘を形成する。後方では癒合せず，後陰唇交連（posterior commissure of labia）と呼ばれる陥凹によって互いに隔てられている。

大陰唇は男性の陰嚢に相当する。表面は扁平上皮で覆われ，陰毛，脂腺，汗腺，アポクリン腺を有する。奥は平滑筋，皮下脂肪，陰唇脂肪体（labial adipose corpus：線維組織に富む海面構造）からなり，血流は豊富である。思春期にはハリがあるが，大幅な体重減少や加齢とともにハリを失い，弛みが目立つようになる。体重減少や加齢により，大陰唇の脂肪が萎縮すると内部を保護する機能が低下し，腟の乾燥感，不快感，痒み，性交痛，感染の原因となる。

小陰唇（labia minora）

小陰唇は大陰唇の内側，腟前庭の左右外側にある細いヒダである。小陰唇の幅の平均値は2.5cm（0.7～5cm）との報告があるが[2)]，個人差が大きく，形状やサイズはバリエーションに富み，左右非対称であることも多い。小陰唇は腟口や尿道を覆うことによって，腟の乾燥を防ぎ，感染を予防する役割をもつ。

小陰唇は，前方で内側と外側のヒダに分かれる。左右の内側ヒダは正中で癒合して陰核小帯（frenulum of the clitoris）を形成する。外側ヒダは正中線で癒合して陰核包皮（prepuce of the clitoris）を形成し，陰核亀頭（glans of the clitoris）を覆う。陰核包皮と小陰唇の境は，段差により明瞭な場合と不明瞭な場合がある。陰核亀頭は皮脂腺を有するため，陰核包皮の内側は皮脂や恥垢がたまりやすく，陰核包皮が発達した症例では不衛生や悪臭の原因となる。陰核包皮は加齢とともに下垂する傾向にある。左右の小陰唇は腟口の後方で癒合し，横方向の皮膚のヒダ（陰唇小帯）を形成する。

小陰唇は男性の陰茎包皮に相当し，脂肪組織は含まれない。外側は角化重層扁平上皮で，内側は腟の上皮と同じく非角化重層扁平上皮で覆われる。

●小陰唇の形態学的分類

手術前後の状態を正確に計測して記録することで，手術計画や手術結果の評価に活用することができる。小陰唇の測定方法に確立された基準はないが，その長さを「陰核小帯から会陰瘢合部までの最大距離」，幅（高さ）を「腟口もしくは陰裂から小陰唇が最も隆起した部位までの距離」とすることが多い。測定は患者が直立した状態で行う。

以下に諸家により報告された分類方法を記す。

■Franco and Franco分類（1993年）

腟口から小陰唇の最外側までの距離（幅）に基づき，4タイプに分類した（➔図2）[3]。

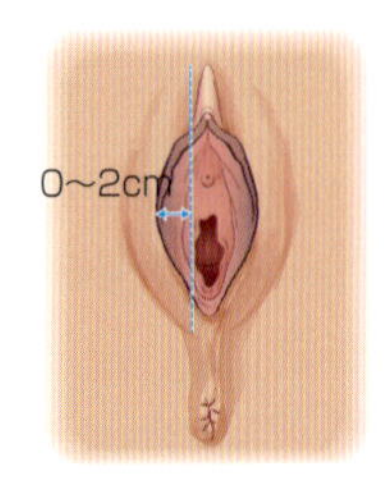

(a) Type Ⅰ：
0cm以上〜2cm未満

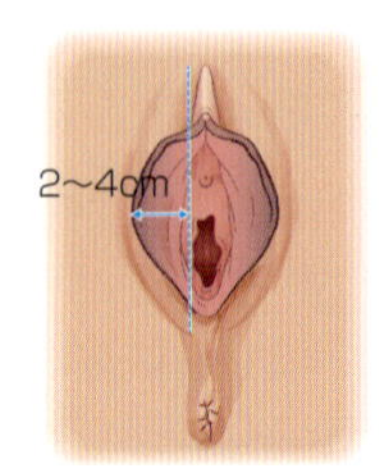

(b) Type Ⅱ：
2cm以上〜4cm未満

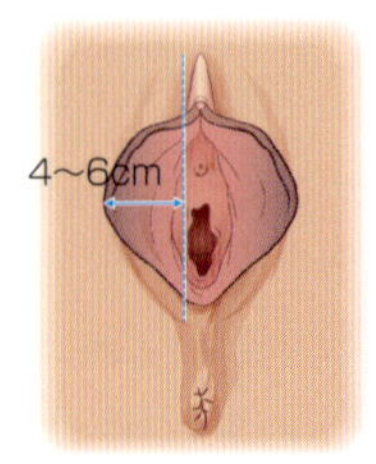

(c) Type Ⅲ：
4cm以上〜6cm未満

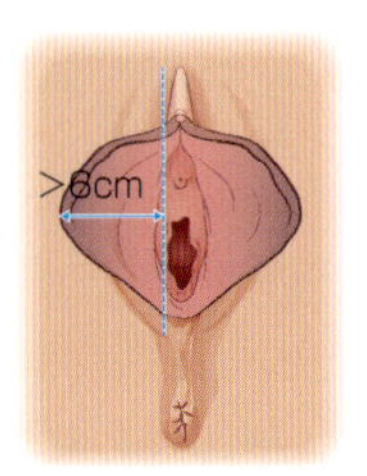

(d) Type Ⅳ：
>6cm

図2　Franco and Franco分類（1993年）
（Franco T, et al: Hipertrofia de ninfas. J Bras Ginecol 103: 163, 1993をもとに作成）

■Chang分類（2013年）

Changらは，突出サイズと位置に基づく分類を提案した（➔図3）[4]。

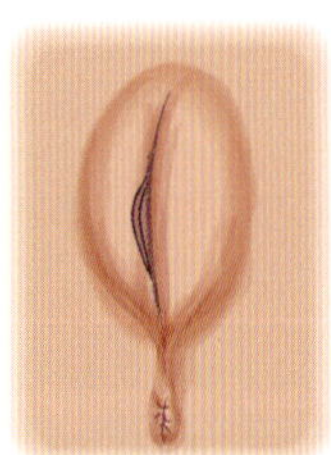
(a) Class 1（正常）
陰唇小帯から小陰唇の距離（幅）が2 cm未満，もしくは大陰唇と小陰唇の高さがほぼ同じ。

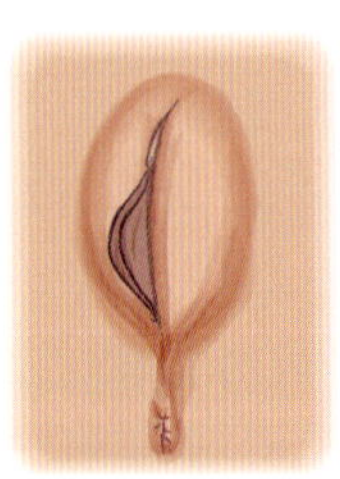
(b) Class 2
幅2 cm以上，小陰唇が大陰唇を超えて突出している。

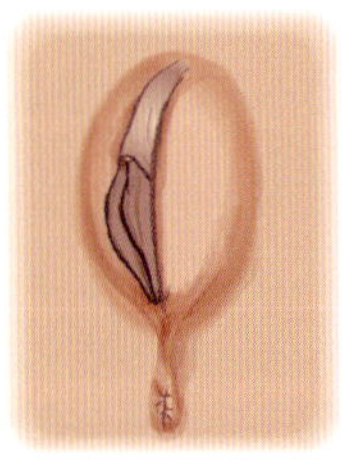
(c) Class 3
Class 2に加え，陰核包皮肥大がある。

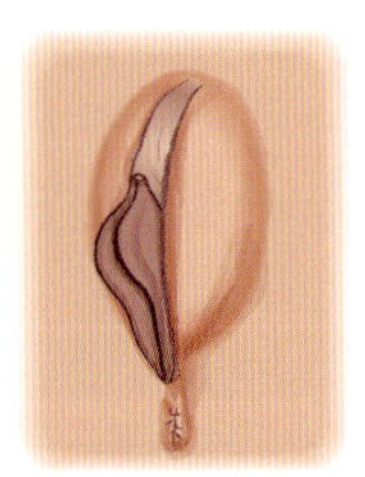
(d) Class 4
Class 2またはClass 3に加え，会陰や肛門のレベルまで小陰唇が下垂している。

図3　Chang分類（2013年）
（Chang P, et al: Vaginal labiaplasty: defense of the simple “clip and snip” and a new classification system. Aesthetic Plast Surg 37: 887-891, 2013をもとに作成）

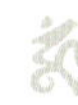

■Motakef分類（2015年）

Motakefらは，陰裂から小陰唇の最突出部の距離に基づき，3Classに分類した（➔図4）[5]。

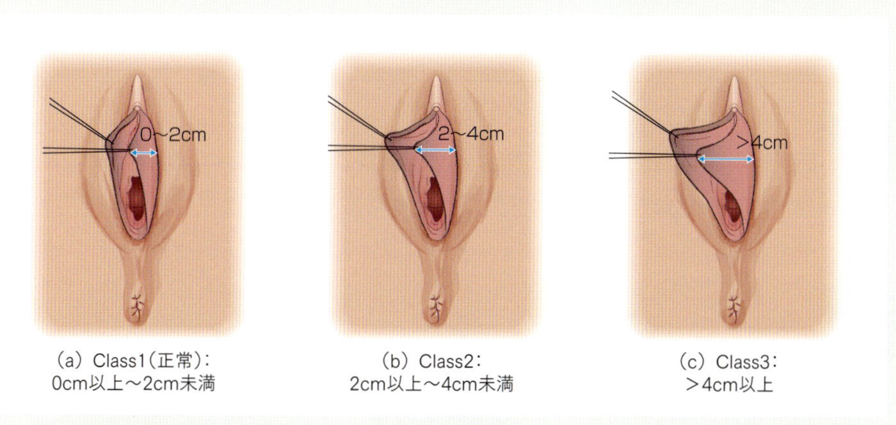

図4　Motakef分類（2015年）
（Motakef S, et al: Vaginal labiaplasty: current practices and a simplified classification system for labial protrusion. Plast Reconstr Surg 135: 774-788, 2015をもとに作成）

陰核（clitoris）

陰核は，体の器官の中で唯一，性的快楽のためだけに役立つ器官である。陰核は陰核包皮の下にあり逆Y字型の三次元構造をしており，陰核脚，陰核体，陰核亀頭によって構成される（➔図5）[6]。

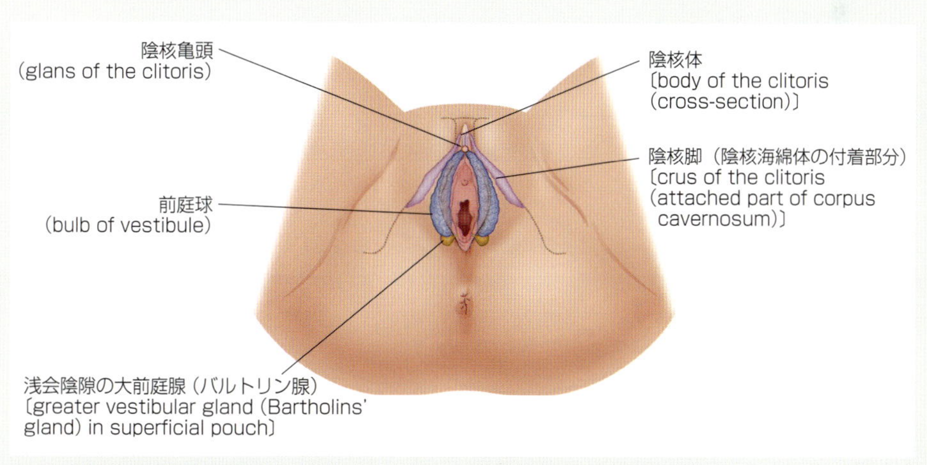

図5　陰核とその周辺組織
〔Drake R（秋田恵一訳）：第5章 骨盤と会陰．グレイ解剖学（原著第4版），pp352-553，エルゼビア・ジャパン，2019をもとに作成〕

1）陰核亀頭（glans of the clitoris）

陰核亀頭は陰核の中で唯一目に見える部分であり，一般的に「陰核」と誤って呼ばれることが多い。楕円形で長さ約8mm・幅約5mmで弾力に富む。表面は非角化扁平上皮で覆われる。

陰核亀頭近位部は陰核頸部と呼ばれ，陰核包皮はここから始まる。陰核亀頭の遠位部には陰核小帯が付着する。陰核亀頭は勃起能のない海綿状組織で構成される。また高密度の感覚受容器，特にパチニ小体をもち，圧と振動を感知して反応する。

2）陰核包皮（prepuce of the clitoris）

陰核包皮は，陰核亀頭近位部は陰核頸部から始まり，遠位端は遊離縁となって陰核亀頭を覆う皮膚のヒダである。陰核包皮の後方は左右の小陰唇の外側ヒダに連なる。その形状は個体差が大きく，完全に陰核亀頭を覆う場合や，ほとんど存在しない場合など，多様である。陰核亀頭を保護する役割をもつ。

3）陰核脚（crus of the clitoris）

陰核脚は左右に1つずつあり，坐骨恥骨枝内側に付着している。その大きさは長さ約30〜35mm，直径約9mmである。男性の陰茎の相同器官であり，陰核海綿体で構成され勃起能をもつ。各海綿体には，浅会陰動脈の枝から血液が供給される。恥骨結合前面で左右の陰核脚が交わり，陰核体を形成する。

4）陰核体（body of the clitoris）

陰核体は左右の陰核海綿体の遊離部分によって形成され，恥骨前面の結合組織内に位置する。陰核提靭帯（suspensory ligament of clitoris）によって保持され，陰核は恥丘に固定されている。陰核体の頂点は，恥骨結合正中線上，恥骨前面上部にあり，ここで陰核脚と合流する。

腟前庭（vaginal vestibule）

左右の小陰唇に囲まれ，尿道と腟や複数の粘膜腺が開口する部位が腟前庭である（➔図6）[6]。

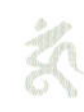

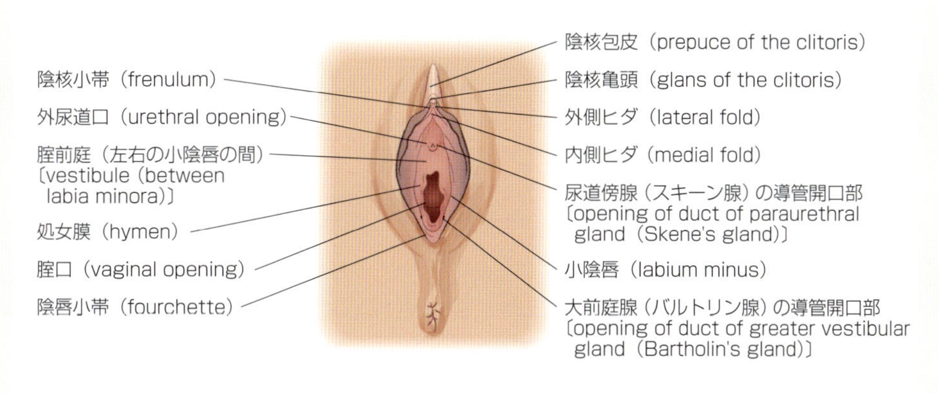

図6　腟前庭部の構造
〔Drake R（秋田恵一訳）：第5章 骨盤と会陰．グレイ解剖学（原著第4版），pp352-553，エルゼビア・ジャパン，2019をもとに作成〕

1）外尿道口（urethral opening）

尿道は長さ約2.5～4cmで，膀胱底から起こり会陰の外尿道口で終わる。外尿道口は腟前庭の腟口の上前部に位置し，スリットまたは星形の構造で乳頭を形成することもある。尿道の下面は，腟の前面に近接している。

2）腟口および処女膜（vaginal opening and hymen）

腟前庭の中で腟口は，処女膜と呼ばれる環状のヒダによって囲まれる。処女膜の形はバリエーションに富み，個人差が大きい。処女膜は内性器と外性器の境界となる。

3）前庭球（bulb of vestibule）

前庭球は腟口の左右に1つずつ存在する勃起性構造物であり，会陰膜に付着している。前庭球の先端部は細く，陰核亀頭に付着する。前庭球は陰核脚と同様に男性の陰茎の海綿体に相当し，性的刺激中には血液が充満するが，陰核脚と異なり勃起能力はない。前庭球は血液の充満度に応じて，長さ（約2cm）と厚さ（3～11mm）に変動を示す（➔図5）。

4）大前庭腺（バルトリン腺：Bartholin's gland）

バルトリン腺は，腟口の両側での浅会陰隙，前庭球の後方に位置する小さいえんどう豆状の粘膜腺で，男性の尿道球腺に相当する。バルトリン腺の導管は腟口の後外側縁で，会陰の腟前庭に開く。男性の尿道球腺と同様に性的興奮に伴って分泌を行う。

5）小前庭腺，尿道傍腺（スキーン腺：Skene's gland）

スキーン腺は，尿道の両側に複数の管が開いている管状の粘液腺である。スコットランドの婦人科医であるアレクサンダー・スキーン（1838～1900年）によって最初に報告された。スキーン腺からの分泌物は，男性の前立腺の分泌物と組成が類似する。この分泌物は性的刺激もしくはオルガスムの際に放出され，「女性の射精」もしくは「潮吹き」と呼ばれる。

Ⅱ 女性外性器の血管系

外性器（大陰唇，小陰唇）は主として前方は外陰部動脈（external pudendal artery：大動脈の分枝），後方は内陰部動脈〔internal pudendal artery（内腸骨動脈：internal iliac arteryの分枝）〕によって栄養される。外陰部動脈と内陰部動脈は多くの分枝を出し，骨盤会陰部に血液を供給している（➔図7）。

小陰唇の血流に関してはこれまでよく知られていなかったが，2015年にGeorgiouら[7]は，小陰唇内でこの2つの系統が吻合していることを報告した。小陰唇の粘膜側では，内陰部動脈は小陰唇に流入した後，小陰唇の辺縁に向けて垂直に数本の分枝を出す。このうち小陰唇の幅が最も広い位置において最も太い分枝を出し，これは小陰唇辺縁に届くと辺縁に沿って前方へ伸び，外陰部動脈と連絡する[7,8]。一方，小陰唇の皮膚側では粘膜側で見られたような太い分枝は見られず，細かい分枝によって栄養される（➔図8）[7]。

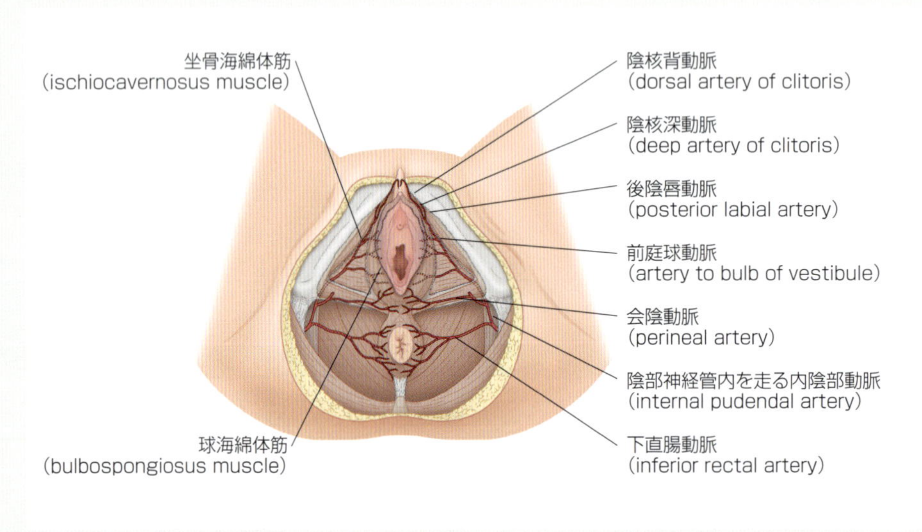

図7 女性外性器の血管系

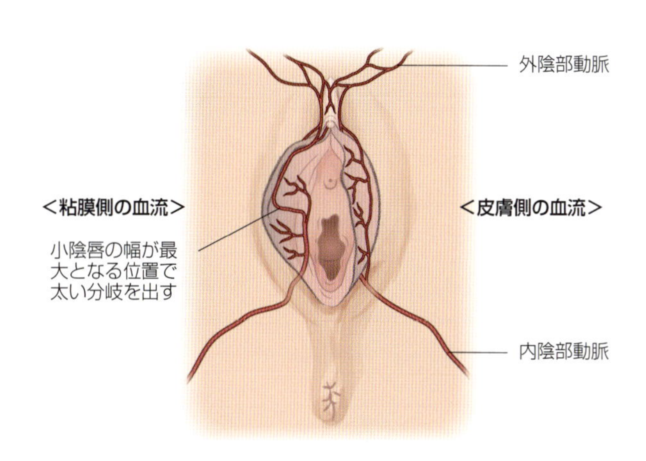

図8　小陰唇の血流
(Georgiou CA, et al: A cadaveric study of the arterial blood supply of the labia minora. Plast Reconstr Surg 136: 167–178, 2015をもとに作成)

陰核脚と陰核海綿体は陰核深動脈（deep artery of clitoris：内陰部動脈の終枝）によって栄養され，陰核亀頭や陰核周囲の組織は陰核背動脈（dorsal artery of clitoris：内陰部動脈の終枝）によって栄養される。外性器のほとんどの静脈は前述した動脈に伴行して流れ，内腸骨静脈や大腿静脈に合流もしくは陰部膀胱静脈叢に流入する。

Ⅲ　女性外性器の神経支配

大陰唇は腸骨鼠径神経（ilioinguinal nerve）の枝である前陰唇神経（anterior labial nerve）が前方を，内陰部神経（internal pudendal nerve）の分枝である後陰唇神経（posterior labial nerve）が後方を支配する（➔図9）。

小陰唇の大部分と陰核包皮は後陰唇神経によって支配され，陰核および陰核周囲の一部と膣前庭の内部は内陰部神経の分枝である陰核背神経（dorsal nerve of clitoris）によって支配される。肛門周囲は肛門神経（anal nerve）によって支配される。

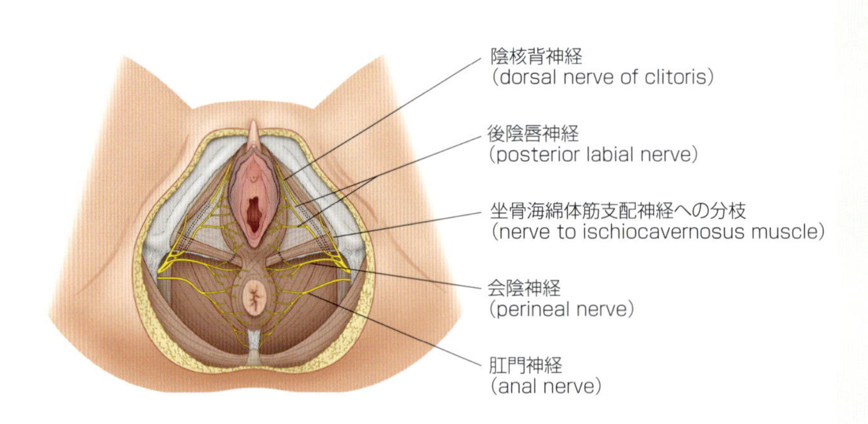

図9　外性器の神経支配（内陰部神経の分枝）

Ⅳ　会陰部

外性器と肛門の間を会陰と呼ぶ。会陰の中央には会陰縫線（perineal raphe）と呼ばれる皮膚隆起があり，陰裂と肛門を結ぶ。会陰の中心部は会陰体（perineal body）と呼ばれ，骨盤底を形成する浅会陰横筋（superficial transverse perineal muscle），深会陰横筋（deep transverse perineal muscle），肛門挙筋（levator ani muscle），外肛門括約筋（external anal sphincter muscle）などから筋線維が放射状に進入する。また，球海綿体筋（bulbospongiosus muscle）は会陰体から起始する（➔図10）[9]。

これらの会陰体へ連なる筋線維によって尿生殖隔膜（urogenital diaphragm）や骨盤隔膜（pelvic diaphragm）が構成される。尿生殖隔膜や骨盤隔膜が脆弱になると，骨盤内臓器が下垂して子宮脱などの臓器脱の原因となる[1)9)]。

会陰の血管系は会陰動静脈（perineal artery and vein）であり，神経支配は内陰部神経の分枝である会陰神経（perineal nerve）である（➔図7，9）。

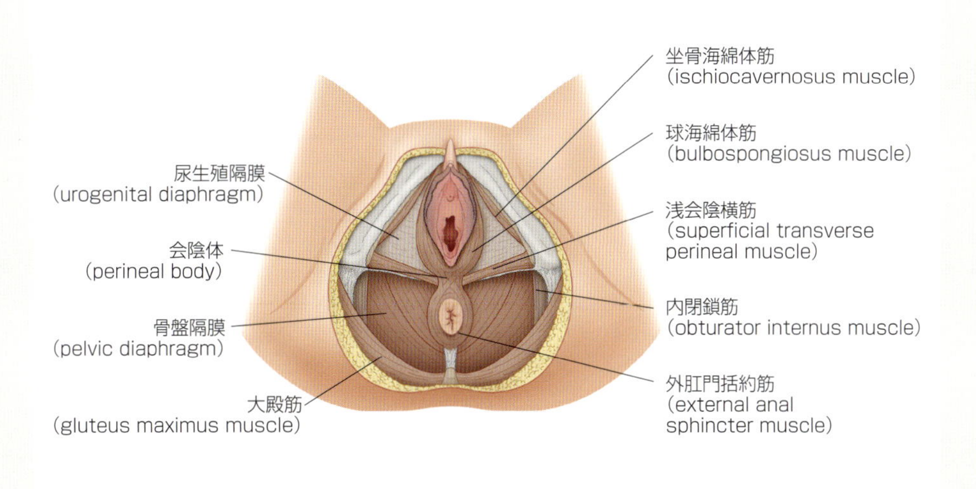

図10　骨盤底の構造
(藤井信吾ほか:骨盤底の解剖. カラーアトラス 臨床解剖学に基づいた新版 産婦人科手術シリーズⅢ, pp36-40, 診断と治療社, 2016をもとに作成)

V　膣

膣は内性器の一部で，女性の交接器であり，分娩時には産道の一部となる。伸展性に富んだ線維筋性の管で，内部は主に膣粘膜からの分泌液（帯下）により湿潤している。その長さは前壁7cm程，後壁9～10cm程である。前壁は尿道と膀胱底に，後壁は直腸およびDouglas窩に隣接する。下方では外尿道口のすぐ後方で会陰前庭に開き（膣口），この膣口から後上方に向かい，下尿生殖隔膜筋膜を貫いて骨盤腔に入り，前壁で子宮膣部に接する。

膣前壁におけるGrafenberg zone（G-spot）は，性的興奮における性感帯の役割をもつとされる[10)11)]。膣内は，常在菌である乳酸桿菌（Döderlein桿菌）が膣粘膜上皮のグリコーゲンを代謝して乳酸を生成するため，酸性に保たれている（➔図11）[12)]。

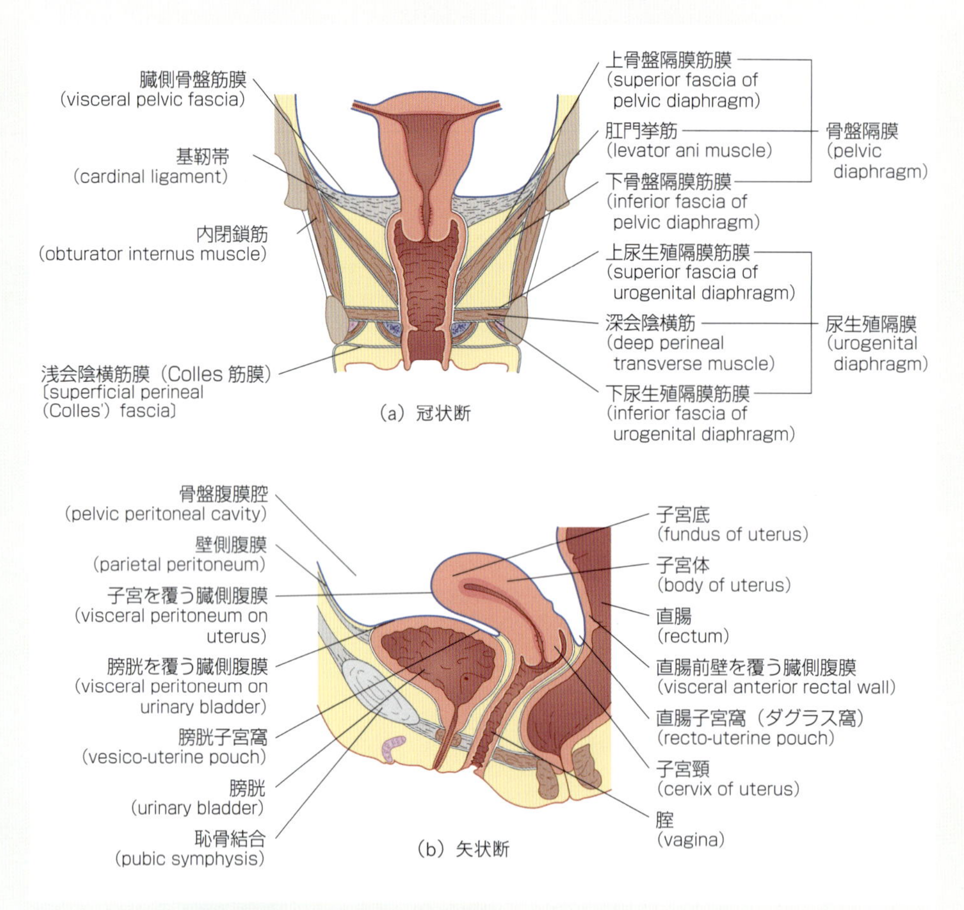

図11 腟と周辺臓器の構造 (冠状断と矢状断)
〔坂井建雄ほか監訳:生殖器系の器官とそれらの血管,リンパ管と神経.プロメテウス 解剖学アトラス 胸部/腹部・骨盤部(第2版),pp318-330,医学書院,2015をもとに作成〕

腟の血管系と神経支配

腟は内腸骨動脈より分岐する動脈系から血液供給される。上部は子宮動脈(uterine artery)の腟枝,中部は内腸骨動脈の分枝である腟動脈(vaginal artery),下部は内陰部動脈によって栄養される。腟動脈は,その上下で子宮動脈と内陰部動脈の分枝と吻合する。

腟は子宮,膀胱,直腸などほかの骨盤内臓器と同様に,交感・副交感神経の支配を受ける。その大部分は仙骨前神経叢(presacral plexus)を経由し,仙骨子宮靭帯(uterosacral ligament),直腸腟靭帯を通って,腟に至る[13]。

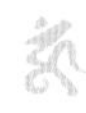

Ⅵ おわりに

近年の外陰部脱毛の一般化，またインターネットや情報の普及によって，外陰部の美容すなわち婦人科美容・形成術が国内外で注目されている。外陰部は比較的，個人差が大きく，バリエーションに富む領域である。その理想的な形態は時代やその国の文化によってさまざまである。

適切な治療には，正確な解剖学的知識に基づき，患者の要望・サイズや形状および全体のバランスをみて慎重に治療計画を進めることが肝要である。

引用文献

1) 藤井信吾ほか：外陰部の解剖．カラーアトラス 臨床解剖学に基づいた産婦人科手術シリーズⅢ（新版），pp31-35，診断と治療社，2016
2) Dobbeleir JM, et al: Aesthetic surgery of the female genitalia. Semin Plast Surg 25: 130-141, 2011
3) Franco T, et al: Hipertrofia de ninfas. J Bras Ginecol 103: 163, 1993
4) Chang P, et al: Vaginal labiaplasty: defense of the simple "clip and snip" and a new classification system. Aesthetic Plast Surg 37: 887-891, 2013
5) Motakef S, et al: Vaginal labiaplasty: current practices and a simplified classification system for labial protrusion. Plast Reconstr Surg 135: 774-788, 2015
6) Drake R（秋田恵一訳）：第5章 骨盤と会陰．グレイ解剖学（原著第4版），pp352-553，エルゼビア・ジャパン，2019
7) Georgiou CA, et al: A cadaveric study of the arterial blood supply of the labia minora. Plast Reconstr Surg 136: 167-178, 2015
8) Kaya AE, et al: A novel technique for mapping the vascularity of labia minora prior to labiaplasty: cold light illumination. Geburtshilfe Frauenheilkd 78: 775-784, 2018
9) 藤井信吾ほか：骨盤底の解剖．カラーアトラス 臨床解剖学に基づいた産婦人科手術シリーズⅢ（新版），pp36-40，診断と治療社，2016
10) Alzate H, et al: The "G spot" and "female ejaculation": a current appraisal. J Sex Marital Ther Fall 12: 211-220, 1986
11) Hoch Z: Vaginal erotic sensitivity by sexological examination. Acta Obstet Gynecol Scand 65: 767-73, 1986
12) 坂井建雄ほか監訳：生殖器系の器官とそれらの血管，リンパ管と神経．プロメテウス 解剖学アトラス 腹部／腹部・骨盤部（第2版），pp318-330，医学書院，2015
13) Mattingly RF, et al: Anatomy of the female pelvis. Te Linde's Operative Gynecology (6th ed), edited by Mattingly RF, et al, pp33-60, Lippincott, 1985

Chapter. 3

婦人科美容・形成術に
必要な基本知識と手技

婦人科美容・形成術に必要な基本知識と手技

幡手亜梨子，中務　秀一，佐野　仁美

Ⅰ　手術器具

婦人科美容・形成術の施術に際しては，以下の手術器具を用意しておくとよい。あらかじめ手術用のセットを組んでおき，必要に応じて不足器具を追加すると無駄がない。

縫合針

縫合針は丸針と角針に大別される。婦人科美容・形成術では，主に角針の針付縫合糸を用いることが多い。

角針は，組織を切り分けて貫通できるため，皮膚などの硬くて裂けにくい組織の縫合に使用するが，運針で横振れした場合には，刃によって穴が切り裂かれ大きくなる可能性がある[1)]。

角針には，針の断面によって角針，逆角針，平角針がある。逆角針は，カッティングエッジが弯曲の外側にくるため，縫合後の縫合糸による刺入口への損傷を軽減することができ，より皮膚に対して優しいとされる[2)]（➔図1）。また，針はその弯曲の程度によって，直針，弱弱弯，弱弯，強弯，強強弯に分類される（➔図2）[2)]。基本的に術者が使い慣れているものを選択するが，特殊な手技でなければ弱弯が使いやすい[2)3)]。

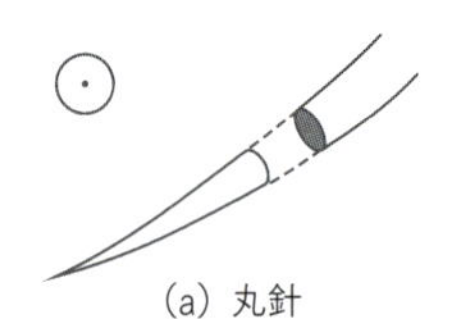

（a）丸針
腹膜，腸，心臓など，やわらかく刺通しやすい組織に主として使われる。

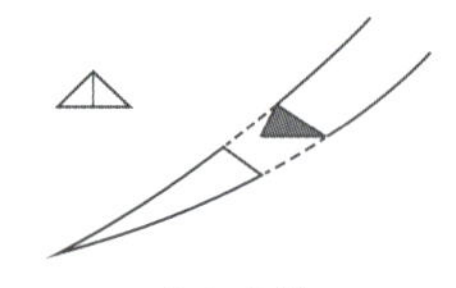

（b）角針
両外側に向かって2つの刃，弯曲の内側に向かって第3の刃が付いている。針の中心寄りからボディは楕円形となる。

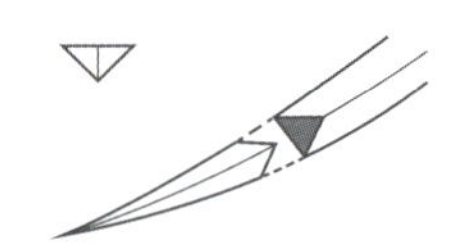

（c）逆角針
第3の刃が弯曲の外側に付いており，内側は三角形の底辺となっている。硬く，刺通しにくい組織に適する。

図1　エチコン縫合糸の角針の形状
〔アトムベッツメディカル社HP（https://www.atomvetme.com/?p=18185）をもとに作成〕

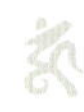

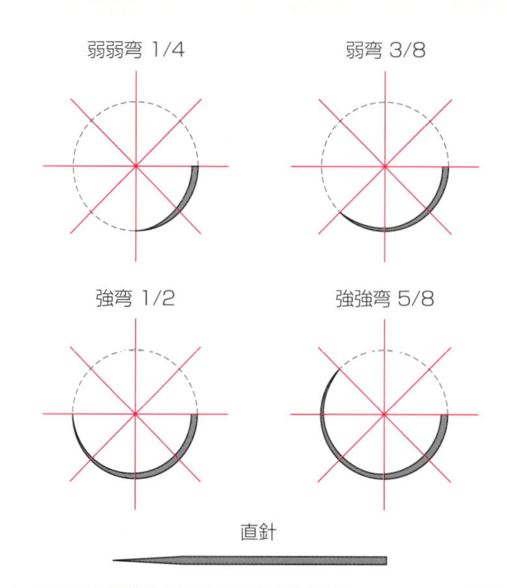

図2　弯曲の種類
（菅原康志ほか：針・縫合糸マテリアル．モバイルブック形成外科，pp254-255，克誠堂出版，2011をもとに作成）

縫合糸

縫合糸には素材や形状，および吸収性と非吸収性などの違いがあるので，その特性により選択する。天然素材や，あみ糸およびより糸は組織反応性が強い（➔図3）[4]。

表層はナイロンなどの非吸収性モノフィラメント糸を用いることが多い。真皮縫合は刺激の少なさに加えて抗張力が保たれることも必要であるため，吸収期間が長くて硬い吸収性のモノフィラメント糸であるPDSⅡ®（エチコン社）やマクソン®（Medtronic社）を選択する。また，粘膜組織や皮下深部の軟部組織の縫合には，PDSⅡ®だけでなく，柔らかくて結びやすく，組織の切れにくいバイクリル®（エチコン社）などの吸収糸をよく使用する（➔表1）。糸の違和感が少なく抜糸が不要で，縫合糸痕がつきにくいなどの理由により，当院ではバイクリルラピッド™を用いることが多い[3]（➔図4）。

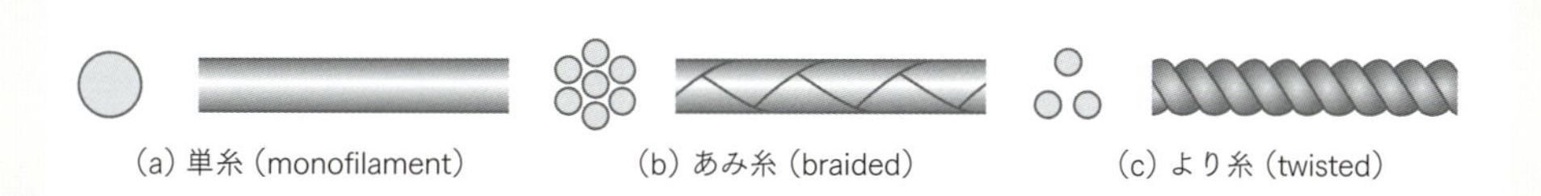

図3　縫合糸の形状
〔玉舎輝彦：産婦人科手術書；基本・応用・進歩（改訂第3版）．p21，金芳堂，2005をもとに作成〕

表1　吸収性縫合糸の種類

吸収性縫合糸	強度半減期間	吸収期間	形状	硬さ	主な適応
Vicryl rapide™	5日	約42日	多線維系（multifilament）	柔らかい	粘膜縫合
Monocryl®	7～10日	約91～119日	単線維系（monofilament）	普通	真皮縫合 粘膜縫合
Vicryl®	2～3週間	約56～70日	多線維系（multifilament）	柔らかい	皮下組織縫合
Dexon®	2～3週間	約60日	多線維系（multifilament）	柔らかい	皮下組織縫合
PDS Ⅱ®	4週	約182～238日	単線維系（monofilament）	硬い	真皮縫合 皮下組織縫合
Maxon®	4週	約180日	単線維系（monofilament）	硬い	真皮縫合 皮下組織縫合

（宇田宏一：形成外科手術手技の特徴と基本手術器具．形成外科治療手技全書Ⅰ 形成外科の基本手技1，平林慎一ほか編，pp97-100，克誠堂出版，2015より転載）

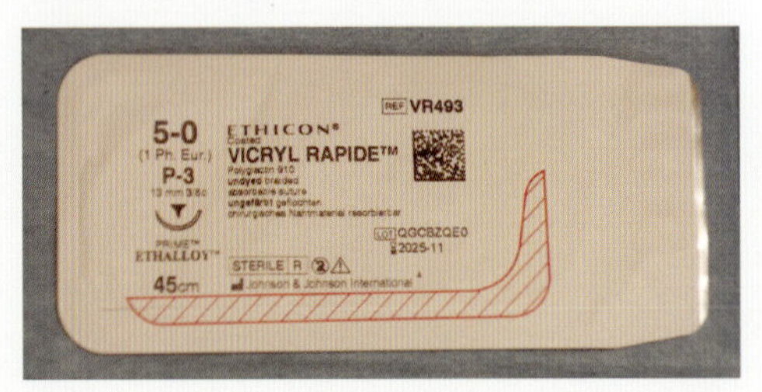

図4　バイクリルラピッド™

メス

メス刃もその用途によって大きさや形状を選択する。婦人科美容・形成術では，No.11（尖刃刀）やNo.15（小円刃）を使用することが多い（➔図5）。

メスの握り方は，細やかな弯曲に対応できるpen-holdingを基本とする。pen-holdingでは，環指や小指を皮膚につけて安定させ，刃の腹で切開する[1]（➔図6）。

皮膚切開は皮膚に対して垂直に行うのが原則であるが，皮膚の切除を伴う際には縫合時に真皮縫合により創を外反させるため，斜めに切開を入れる方法もある。有毛部では毛根を傷つけないよう毛流にそって斜め切開を加える[5]。初めの切開を丁寧になぞるように切り，真皮に複数の切り込みを入れないように注意する。

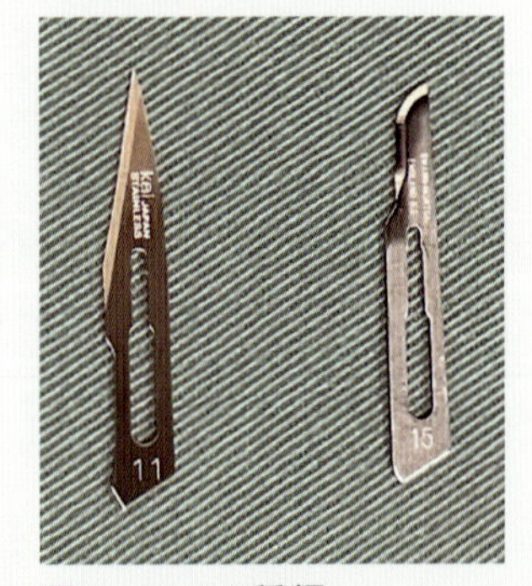

図5　メスの種類
左：No.11，右：No.15

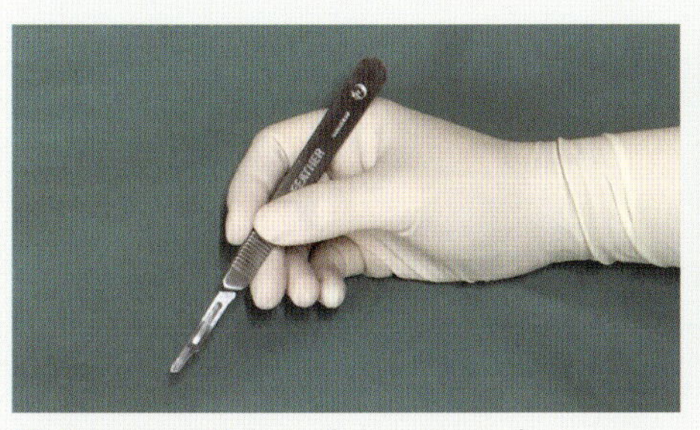
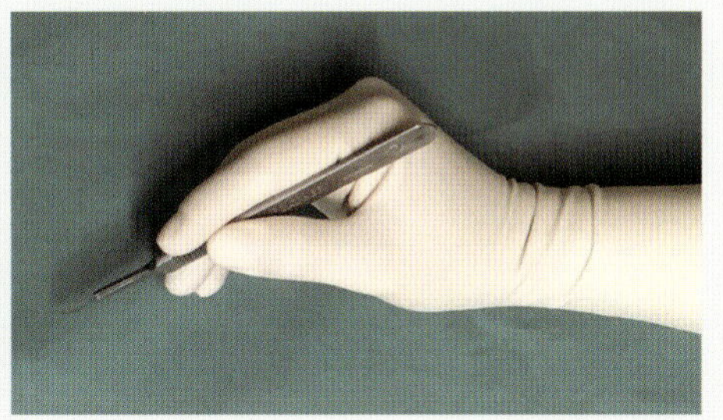

図6　メスの持ち方（pen-holding）

鑷子

代表的な鑷子には，マッカンドー鑷子，アドソン鑷子，眼科鑷子（ビショップ・ハーモン鑷子）の3種類がある。それぞれに先端の鈎が付いている有鈎と付いていない無鈎がある（➔図7）。

有鈎は組織の把持に優れるが，組織を損傷しやすいので，繊細な作業の多い美容外科分野では眼科鑷子の無鈎を用いることが多い。

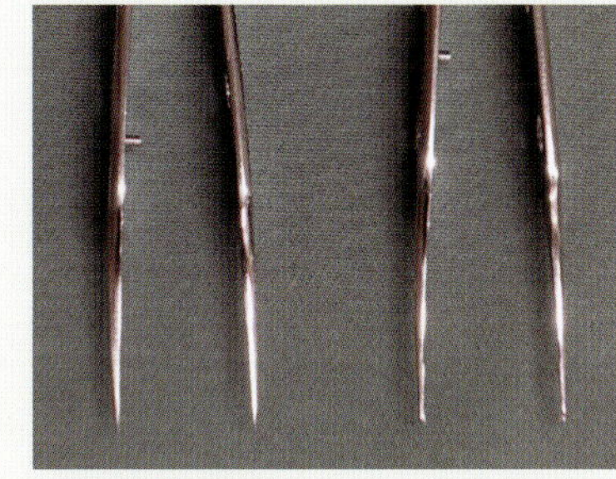

図7　眼科鑷子
左：無鈎，右：有鈎

剪刀

主に形成外科剪刀と眼科剪刀を用いる。形成外科剪刀はメッシュバーム剪刀を小型にした形状で，皮膚軟部組織の剪断と剥離に使用される。先端は丸みをおび，鈍的な剥離の際に誤って組織を損傷しないような形状となっている。

眼科剪刀はさらに繊細な形状で先端は鋭であり，細かい作業に適する（➔図8）。それぞれに器具の刃先がまっすぐな「直」と，反り返っている「曲」がある（➔図9）。組織の切離など「器具の軸方向に真っ直ぐ」に作業する場合や縫合糸などの切離には直を用い，組織の剥離など「軸とは直角に横方向」に作業する場合は曲を用いる。この際は，曲面を下に向けて把持するのが基本である[1]。

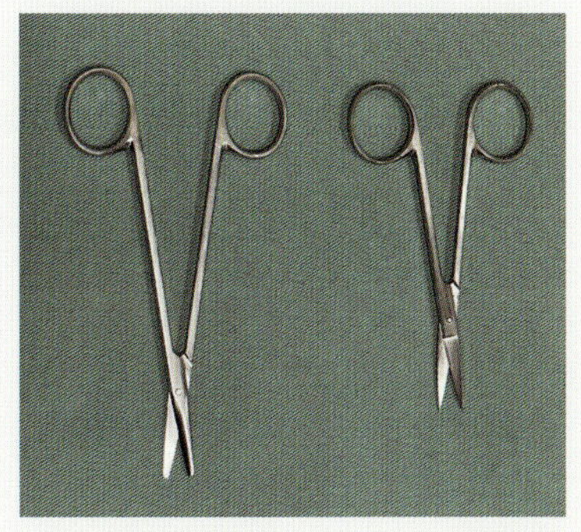

図8　形成外科剪刀（左）と眼科剪刀（右）

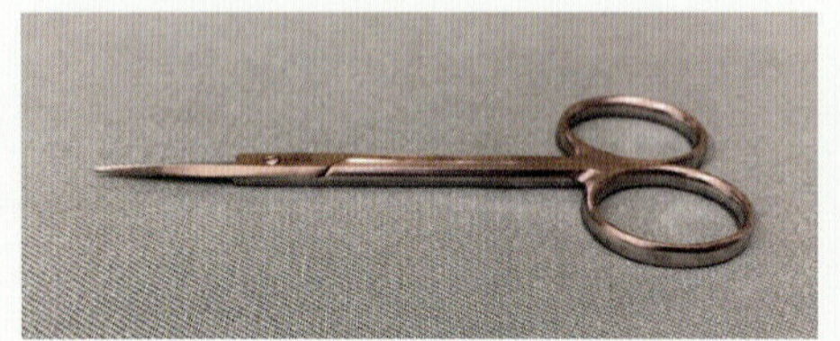
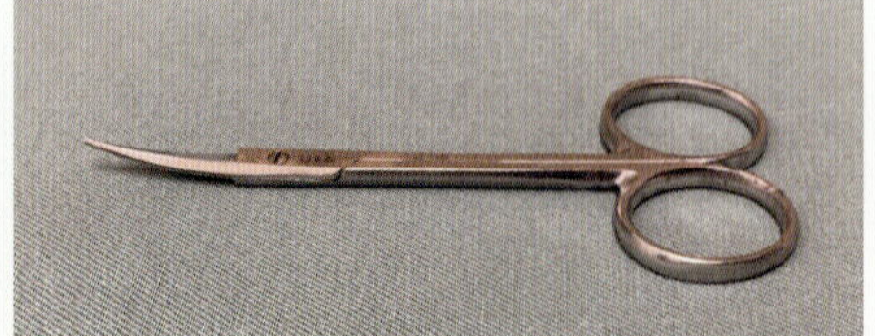

図9　眼科剪刀の直（左）と曲（右）

持針器

持針器は一般的にヘガール型とマチュー型に大別される。婦人科美容・形成術では針付縫合糸を使うことが多く，糸を結ぶのにも使用するため，細かい作業がしやすいヘガール型を用いる。ヘガール型の中でも小型で作業がしやすいミニヘガール型や，ウェブスター型と呼ばれる持針器が頻用される[6]（➔図10）。

ヘガール型の持針器には，先端の針把持部に溝のある「目付き」と，まったく平坦な「目なし」がある。溝が細かいダイヤモンド・ジョー型（「目付き」）か「目なし」が使いやすい。持針器の持ち手の穴は，持針器の先で針を把持する時と糸結びの時だけに使用し，運針時は細かい動きを妨げるため使用しないことが多い[3]（➔図11）。

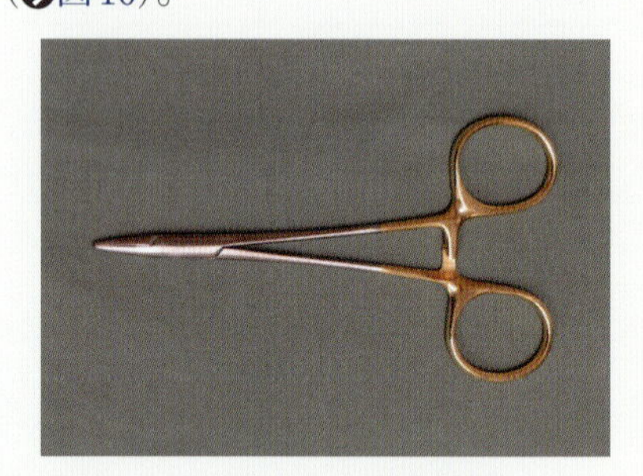

図10　ウェブスター型持針器

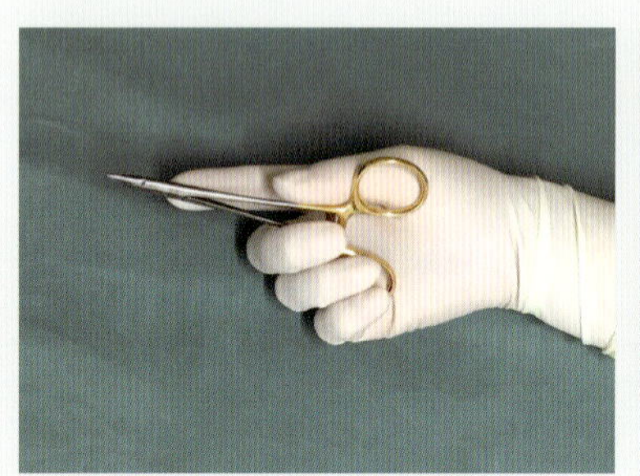

(a) 手首の回転がかけやすい。

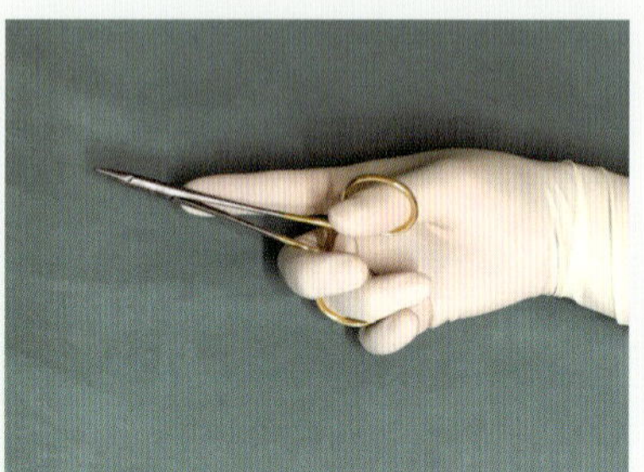

(b) 持針器の先が扱いやすい。

図11　持針器の持ち方

鉗子

形成外科では，鉗子は組織の把持や出血点の止血に用いられ，ペアン鉗子より一回り小型で先端が細いモスキート鉗子が多用される。モスキート鉗子は無鉤で，先端部分の形状で直と曲に分けられる（➔図12）。止血には曲が使いやすい。また，モスキート鉗子の先端が有鉤のものをモスキートコッヘル鉗子と呼ぶ。これは，切除する組織を保持するのに用いる。

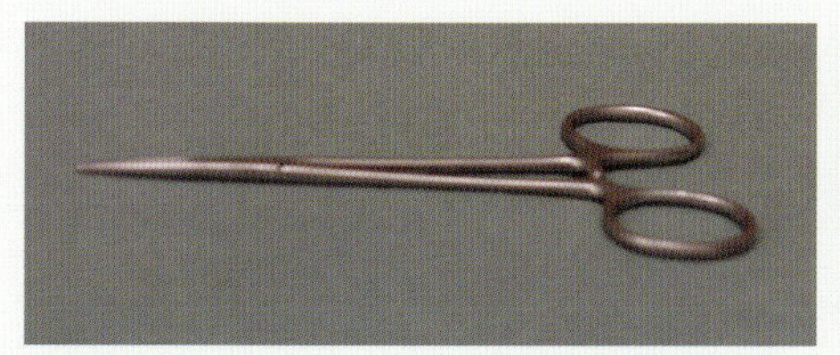
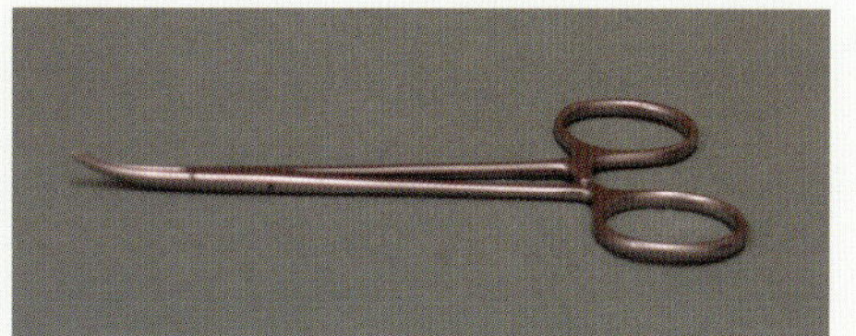

図12　モスキートペアンの直（左）と曲（右）

鉤，腟鏡（クスコ）

腟内の施術には，腟壁圧定鉤（➔図13）と腟鏡（➔図14）を用いる。鉤を引く時は，常に先端に力がかかるような形で行う（先を効かせる）。鉤を助手が引く場合は，術者の視野や動きを考えて引くように心がける。

腟鏡は患者に適したサイズを準備するが，通常Sサイズを用いることが多い。①先端を生理食塩水や蒸留水などの潤滑剤で湿らせて，②片手で陰唇を開き，③他手で先を閉じた腟鏡を把持部を上にして持ち，④腟入口部よりゆっくり挿入し，⑤3cm程度挿入したところで90°回転させて静かに奥まで挿入する。⑥子宮腟部手前で腟鏡をゆっくり開き，子宮腟部がその中央に観察できるように調整する[6]。⑦先端の開きを維持するため，ネジを操作してロックをかける。引き抜く時はしっかり先端を閉じてから行う。閉じるためにロックを外す際にもネジを操作する[7]（➔図14，15）。

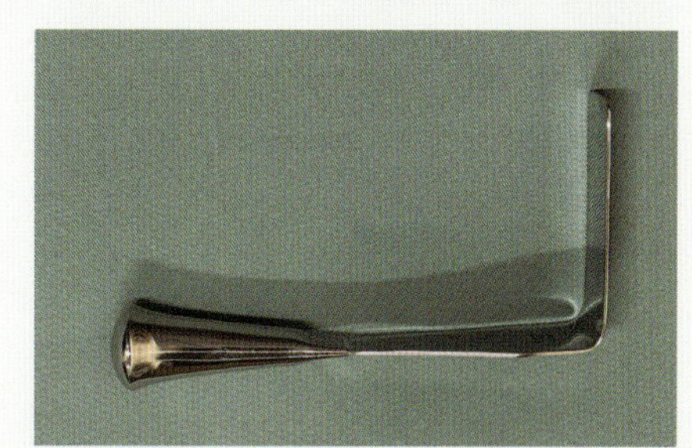

図13　腟壁圧定鉤

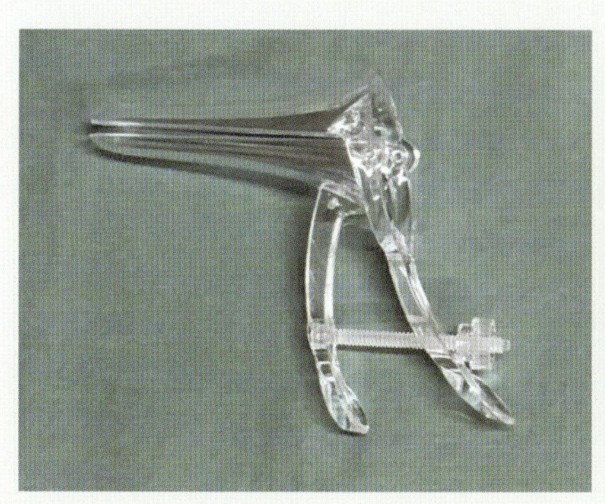

図14　ディスポーザブルの腟鏡（ペリスペック®）

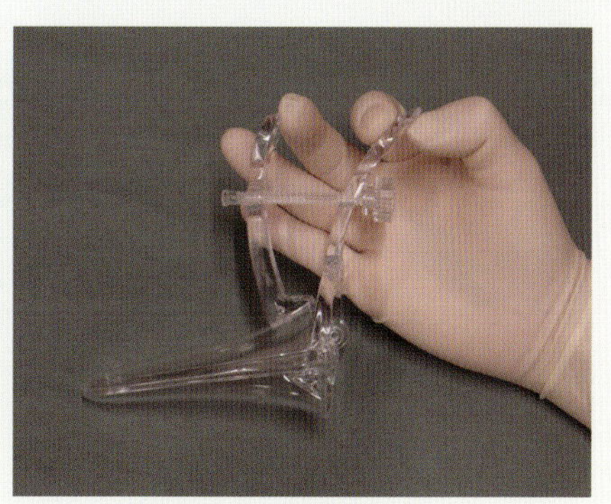

図15　腟鏡挿入時の構え方

電気メス（モノポーラ，バイポーラ）

●種類

粘膜・皮膚をメスで切開した後，粘膜下・皮下組織の切開・止血（凝固）にはモノポーラを使用する。モノポーラ使用時には，対極板が装着されていることを確認する。モノポーラは，コロラドニードル刃先など先端が細いタイプのものが使いやすい。

バイポーラは鑷子型の電極と本体からなる（➔図16）。鑷子先端の間のみ通電するため，他部位に漏電せず繊細な術野の凝固に用いられる。持ち方はいずれもメスと同様にpen-holdingである。

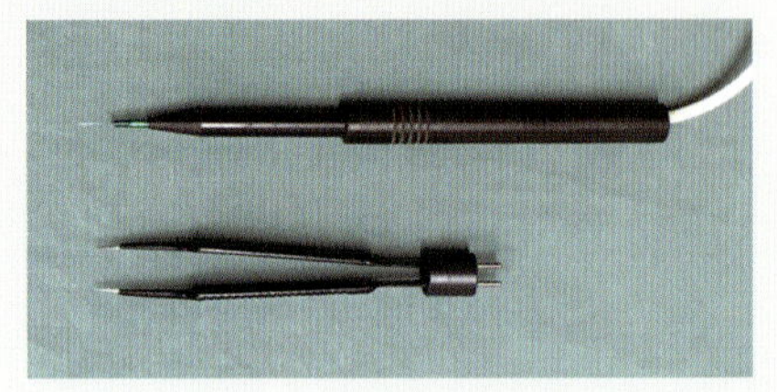

図16　モノポーラ（コロラドニードル：上）とバイポーラ（下）

●モード

電気メスのモードには，ジュール熱を用いた高周波電流出力波形の連続する切開モード（細胞内の水分の急速な気化による細胞の破壊>100℃）と，断続する凝固（止血）モード（乾燥による組織の凝固≦100℃）の2つがある[4]。

切開モードは，主に切開に使用する。血管が豊富な場所でも，ゆっくり切開すると，血管を凝固しつつ切開ができるので出血が少ない。刃の先端を軽くあて，接触面を小さくすると切れが良い。切開の際は創部の両端にテンションを加え，組織を緊張させた状態で使用する。

凝固モードは止血に用いる。刃の先端を直接出血点にあてて止血するが，接触面が小さいほどよく止血できる。鑷子や鉗子で出血点をはさみ，モノポーラの刃をあてて止血してもよい。この時，器具が他の組織に触れているとその部分に熱傷を起こしてしまうため注意する。止血でできた凝固塊は剥がれると再出血を起こすので，動脈性の出血は結紮により止血する。また，止血をしているうちに次第に創が広がり止血ができなくなることがあるため，止血しにくい場合は深追いせずに結紮法に変更する。強すぎない出力でじんわりと焼いて止血凝固するとうまくいく[8]。

Ⅱ　写真撮影のコツ

写真撮影は，手術前後の変化を客観的に判断するため，またトラブルの回避や満足度の向上につながるため，婦人科美容・形成術において非常に重要である。

ライトの位置やカメラの設定が一定となるように撮影環境を整備しておく（➔表2）[9]。また，手術前後に同じ体位で同じ方向から撮影するように，プロトコールを決めてお

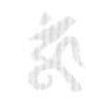

くとスムーズである。撮影には一眼レフカメラの使用が推奨されているが，最近ではiPhoneやiPadなどでも高解像度の写真を撮影することができる。なお，データが漏洩しないよう，写真の取り扱いには十分注意する。

表2　一般的に推奨されているカメラの設定条件

レンズ	単焦点50 mmマクロレンズ
ライト	ソフトボックスもしくは傘を2つ
距離	1〜1.5 m
シャッタースピード	1/60〜1/90
絞り	・通常：8.0〜9.0 ・被写界深度が深い場合（口腔内など）：13.0〜14.0

(a) カメラ条件
シャッタースピードや絞りはライトニングの条件によって異なる。撮影距離が短すぎると魚眼レンズのように間延びした像（barrel distortion）となる。特に顔の撮影では気をつける。

解像度	使用用途
72 ppi	インターネット，メール
72〜150 ppi	プレゼンテーションスライド（Keynote，PowerPoint）
300 ppi	印刷，論文掲載用写真 3×4inch：　900×1,200 pixels 3×4inch：1,500×2,100 pixels 3×4inch：2,400×3,000 pixels

(b) デジタル写真の解像度の目安
ppi：pixel per inch

（菅原康志ほか：臨床写真の撮り方．モバイルブック形成外科，pp4-7，克誠堂出版，2011より転載）

Ⅲ　婦人科美容・形成術で使用する麻酔

使用する麻酔は，局所麻酔，吸入麻酔（笑気麻酔），静脈麻酔である。術式や患者の希望に応じて麻酔法を選択する。また，事前に麻酔薬の使用歴や既往歴を確認しておく。

患者の急変や薬剤による重篤なアクシデントにも対応できるように，昇圧剤などの薬剤や酸素ボンベおよびアンビューバックを準備しておく。

局所麻酔

リドカイン（キシロカイン®：サンドファーマ社）は作用発現までの時間が早く，5〜10分で効果が最大となり60分程度は持続すること，また組織浸透性が高いことなどから第一選択薬となる。著者らはエピネフリン添加の1%リドカインを使用することが多い。エピネフリン添加により作用時間が90分程度に延長するとともに，術野の止血効果が期待できる。また，注入部位が血管収縮作用で白く変化するため，注入範囲の目安にもなる。

リドカインの極量は5mg/kg（体重40kgで1%リドカイン20mL），エピネフリン添加リドカインで7.5mg/kg（体重40kgで1%リドカイン30mL）である。過量投与により中毒を引き起こす可能性があるため，極量を超えないように留意する。逆血を確認し，皮内や粘膜内に丘疹を作るように少量ずつゆっくり注入する。ただし，エピネフリン添加製剤は終末動脈のある陰茎・耳には投与禁忌であり，抗精神病薬の長期使用の患者，眼圧上昇の素因のある患者や不整脈・高血圧症・甲状腺機能亢進症患者にもできる限り使用しない方がよい。

局所麻酔の最中に，顔面蒼白，冷汗，不安，興奮，嘔吐，痙攣などの症状が出現した場合には，麻酔中毒，迷走神経反射，アレルギーなどの可能性を考慮して，ただちに麻酔薬の使用を中断し，バイタルサインの確認，酸素投与，血管確保を行う。

吸入麻酔（笑気麻酔）

笑気（亜酸化窒素）を酸素と同時に70％以下（通常は50～66.6％）の濃度で使用する。すなわち，笑気吸入中の酸素濃度は必ず30％以上にする。単独で使用することはなく，局所麻酔と併用する。鎮痛作用は強いが，鎮静作用や健忘作用は少なく，高濃度で心筋収縮を抑制するが，循環抑制は少ない。

体内に閉鎖腔がある患者（耳管狭窄，気胸，イレウス，気脳症，眼内ガス使用術後3カ月以内，鼓室形成術）には禁忌である。肺胞内酸素分圧の低下による低酸素血症を予防するために，笑気吸入中止後は10分以上100％酸素を吸入する[10]。

静脈麻酔

全身麻酔の3要素は鎮静・鎮痛・筋弛緩であるが，静脈麻酔では鎮静と鎮痛を目的とする。種類は多岐にわたるが，薬剤の特徴を十分に理解したうえで，患者の状況に応じて使用することが重要である（➔表3）。

表3　静脈麻酔の種類

鎮静	鎮痛
・プロポフォール ・チオペンタール／チアミラール ・ミダゾラム	・ソセゴン ・レミフェンタニル ・フェンタニル

当院では表3の薬剤を組み合わせて鎮静・鎮痛を図っている。特に複数の鎮静・鎮痛薬を使用する際には過鎮静や呼吸抑制に留意し，必ずモニターをつけ，可能であれば全身状態を管理する医師が1人つくとよい。

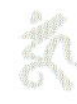

Ⅳ　基本的な縫合技術

運針の基本は，組織に垂直に入針し，縫合針の弯曲に添った方向に針を進めることである。示指を支点として手首を回転させるようにすると行いやすい。

真皮・粘膜下縫合

婦人科美容・形成術では，ほとんどの場合，真皮・粘膜下に埋没縫合を行う。これは，皮膚表層の創縁の緊張を緩和し，皮膚切開層の瘢痕をきれいにする効果が認められているためである。

最初は皮下の深部から針糸を刺し入れる。創縁から出てくる深さと，次に反対側に刺し入れる深さは同じにする。糸の結び目は下層にくる。埋没縫合により創縁が正確に合うのが望ましい（➔図17）[11]。

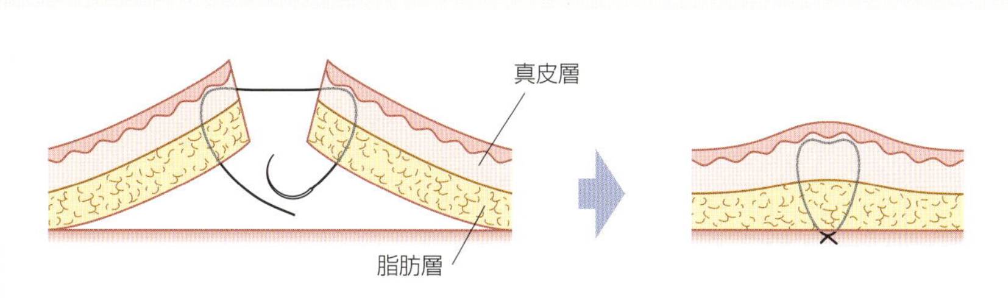

図17　真皮縫合時の断層面
（添田周吾：創傷処理法 皮膚縫合．形成外科の基本手技，添田周吾ほか編，pp22-27，メジカルビュー社，2002をもとに作成）

表層縫合

埋没縫合後に表層縫合を行う。表層縫合では，針の進入角度が浅いと創縁の皮膚が内反するため，皮膚に向かって垂直に刺入する。結紮時に，皮膚縫合糸と皮膚との間に鑷子の先が入るくらいの隙間を作ると，術後に腫脹しても糸が食い込むことがない。

真皮縫合により段差が生じている場合や内反しやすい場合は，マットレス縫合を用いるとよい（➔図18）[4]。結節縫合で1本1本縫うのが最も正確であるが，真皮縫合で創面が合っている場合は連続縫合を用いてもよい[4]。抜糸の時期が遅れると，感染や縫合糸痕（suture mark）のリスクとなる。

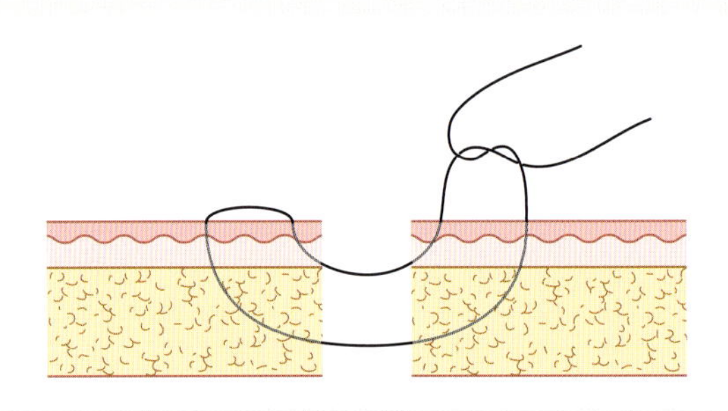

図18　マットレス縫合の断面図
〔玉舎輝彦：産婦人科手術書；基本・応用・進歩（改訂第３版），
p21，金芳堂，2005をもとに作成〕

ドッグイヤー修正

突出した部位をスキンフックで引き上げ，突出の基部をマーキングする。マーキングに沿って切除する方法が簡便である（➔図19）[4]。

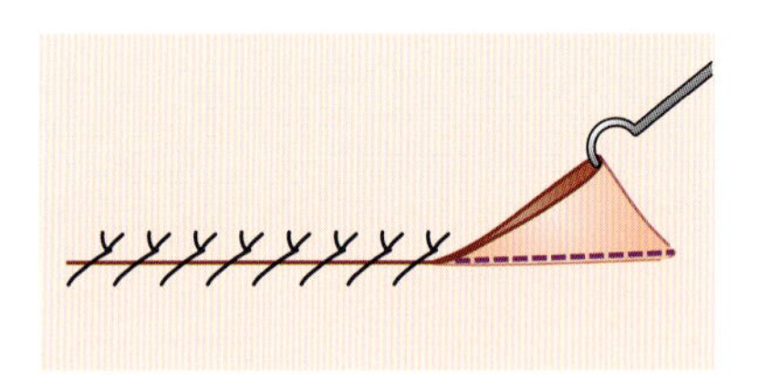

図19　ドッグイヤー修正法
〔玉舎輝彦：産婦人科手術書；基本・応用・進歩（改訂第３版），
p21，金芳堂，2005をもとに作成〕

三点縫合

三角弁の先端両辺に結節縫合を行うと，先端部の血行が阻害され壊死を生じる可能性がある。壊死を防ぐためには三点縫合が有用である（➔図20）[4]。

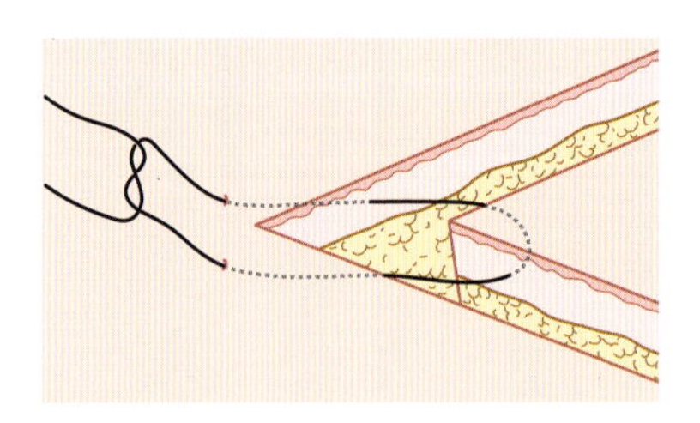

図20　三点縫合
〔玉舎輝彦：産婦人科手術書；基本・応用・進歩（改訂第３版），
p21，金芳堂，2005をもとに作成〕

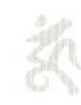

V　手術の体位

砕石位

手術時は神経・筋肉への圧迫を最小限とし，解剖学的に無理のない適正な体位に整える。また，体位によって起こり得る合併症を熟知し，これを予防する必要がある。

患者を仰臥位とし，両脚を挙上して開脚させ，膝を折り曲げた状態で固定した体位を砕石位と呼ぶ。婦人科美容・形成外科でのほとんどの手術は砕石位で行う。砕石位の下肢の固定には支脚器を用いる[12]。支脚器には，膝と下腿上部を台座に乗せるタイプと足部と下腿を支えるブーツタイプがある。ブーツタイプでは患者が踵に力を入れることで体位がずれやすいため，婦人科美容・形成分野では前者が使いやすい。

頭部と上肢の固定は仰臥位の時と同様に行う。患者が手術台の左右の中心にくるように移動させる。股関節は45°以上外転・屈曲させない[13]（➔図21–a）。

著者らは，砕石位を取る際には，膝関節を高く上げすぎない低砕石位としている。低砕石位は，後述する合併症が起こりにくく，患者にとっても楽な姿勢である（➔図21–b）。

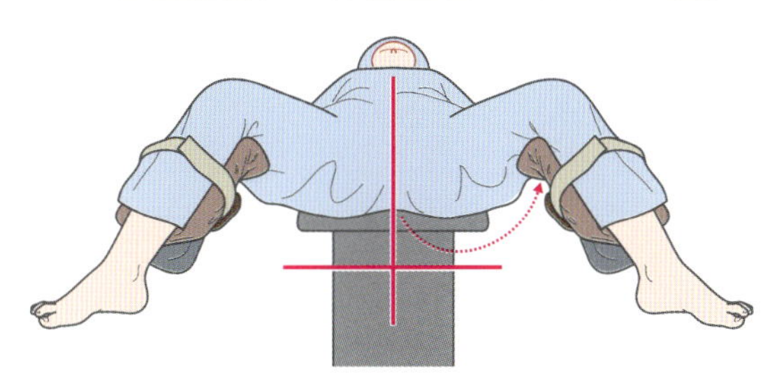

（a）下肢は左右対称な角度と高さを保つ。股関節の外転角度は45° 以下とする。

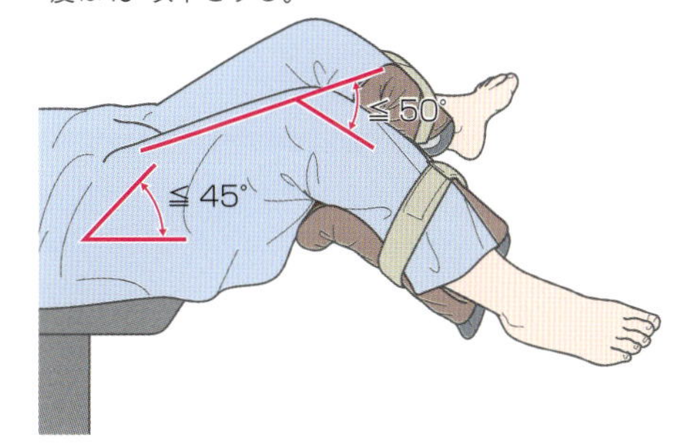

（b）膝関節の屈曲角度は50° 以下，股関節の屈曲角度は45° 以下とする。

図21　砕石位

砕石位で起こり得る合併症

股関節・膝関節の屈曲による下肢の循環障害，支脚器による神経障害，仙骨部や膝関節部の褥瘡が挙げられる。また，4時間以上の手術ではコンパートメント症候群にも注意する。

術中は，患者に足先の痺れがないか，体勢がつらくないかを定期的に確認する[14]。希望があれば支脚器の高さや向きを変更する。また腰痛を訴える場合は，バスタオルなどを腰や上殿部の下に挿入するとよい。

Ⅵ まとめ

婦人科美容・形成術で必要となる基本的な器具や手術手技について解説した。適切な治療には，適切な器具の選択と熟練した手術手技が必要不可欠である。また，手術に付随する麻酔や，体位における合併症やその予防法・対応策についても医療スタッフと共有し，万が一に備えて対応できるようにしておく必要がある。

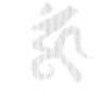

引用文献

1) 森田孝夫：基本中の基本！ 知らないではすまされない小外科の常識．ひとりで当直するとき役に立つ小外科のコツ，平出敦編，pp15-18，羊土社，2003
2) 菅原康志ほか：針・縫合糸マテリアル．モバイルブック形成外科，pp254-255，克誠堂出版，2011
3) 宇田宏一：形成外科手術手技の特徴と基本手術器具．形成外科治療手技全書Ⅰ形成外科の基本手技1，平林慎一ほか編，pp97-100，克誠堂出版，2015
4) 玉舎輝彦：産婦人科手術書；基本・応用・進歩（改訂第3版），p21，金芳堂，2005
5) 中塚貴志：形成外科的基本縫合術．標準形成外科学（第7版），鈴木茂彦ほか編，pp19-24，医学書院，2019
6) 池田仁恵ほか：婦人科患者の内診所見のとり方とその記載．産婦人科研修ノート（改訂第3版），綾部琢哉ほか編，pp39-41，診断と治療社，2019
7) 岡井崇：産婦人科診察．標準産婦人科学（第4版），岡井崇ほか編，p3，医学書院，2011
8) 佐藤孝道：産婦人科手術指針．pp42-43，中外医学社，1997
9) 菅原康志ほか：臨床写真の撮り方．モバイルブック形成外科，pp4-7，克誠堂出版，2011
10) 讃岐美智義：麻酔科研修チェックノート．p361，羊土社，2018
11) 添田周吾：創傷処理法 皮膚縫合．形成外科の基本手技，添田周吾ほか編，pp22-27，メジカルビュー社，2002
12) 工藤隆一：腟式手術の基本と実際．pp22-24，永井書店，1996
13) 中田精三：手術室看護の知識と実際．pp222-225，メディカ出版，2009
14) 玉川竜平：筋肉・末梢神経系．術中合併症対策と術後管理指示，稲垣喜三ほか編，pp278-279，克誠堂出版，2019

Column

婦人科美容の医療機器
―外陰部のアンチエイジング最前線！―

佐野　仁美

婦人科美容・形成外科関連の国際学会の企業展示ブースでは外陰部の美容・医療機器が活況だ。これまで顔用に開発されてきた高周波やレーザーを用いた医療機器が，腟や外陰部の美容・アンチエイジング用の医療機器に形を変えて次々と発売されているのだ。

閉経や加齢に伴って現れる尿漏れや萎縮性腟炎などの女性を悩ます不快な症状は，閉経後性器尿路症候群（genitourinary syndrome of menopause：GSM）と呼ばれ，近年注目されている。女性のウェルネスが重要視される欧米を中心に，これらの症状を改善する方法として，医療機器による治療が高く評価されているのだ。これらの医療機器の目的は，「尿漏れ」「腟の乾燥」「外観」の改善である。

著者はGSM改善を目的として高周波機器を導入している。高周波を照射し，血流やコラーゲン産生を促進する治療である。腟から尿道下に照射することで尿道や膀胱を支える組織が強化され，尿漏れが改善する。軽度の尿漏れであれば1回の治療で症状が消失するから驚きだ。高周波を腟全体に照射することで，腟粘膜の状態が改善されて痛みや乾燥感が緩和される。大陰唇に照射すると，大陰唇のたるみの改善にも効果的である。炭酸ガスレーザー（フラクショナルレーザー）によって同様の効果を期待する医療機器もある。

先日，若々しい63歳会社員の女性が「彼氏ができたので」と言って尿漏れ改善目的に治療を受けられた。また68歳の上品な主婦の女性が，「70歳の夫との性交渉が痛い」と言って治療を受けられた。その後，お二人とも治療効果に満足され，リピートされている。

恥の文化が強い日本では，尿漏れや腟の痛みや痒みは「恥ずかしいもの」「我慢するもの」とされてきた。年齢を理由に我慢したりせず，より良い快適な時間を前向きに楽しむ方が，人生はずっと豊かになるはず！　と著者は思っている。

Chapter. 4

婦人科美容・形成手術手技

1. 小陰唇形成術・縮小術
～線状切除法，楔状（V字）切除法～

佐野　仁美

I　小陰唇形成術・縮小術とは

陰唇形成術（labiaplasty，labioplasty）とは，大陰唇および小陰唇のサイズ縮小や形態の改善を目的とした手術である。このうち小陰唇に対して行われる小陰唇形成術・縮小術は，婦人科美容・形成領域で最も施術件数の多い手術の1つである。

小陰唇肥大は，小陰唇が通常よりも大きくなった状態とされるが明確な定義はなされていない（➔本書110～111頁「Column」）。小陰唇肥大は外観の問題だけでなく，垢がたまりやすく衛生面でも問題となる。ほかにも慢性摩擦による色素沈着，きつい服を着た時の不快感や違和感，自転車乗車時やスポーツ時などの疼痛，性交時に巻き込まれる，尿が飛び散る，などが問題となり得る。日常的な不快感により女性のQOLを下げる原因となるが，相談することもできずに人知れず悩んでいる患者も少なくない。小陰唇肥大の原因には，先天性[1]，物理刺激[2]，出産[3]，会陰切開，外傷，泌尿器や皮膚炎による炎症[2]，性ホルモン[4)～6]，リンパ浮腫[7] などがある。

小陰唇形成術・縮小術は，外観，肥大による不衛生，黒ずみ，日常生活での疼痛や不快感，会陰切開後の形の左右差などの改善を目的とする。瘢痕が目立ちにくく，合併症も比較的少ないため，満足度の高い手術である。

小陰唇の形態は厚さ，幅，長さ，左右差など多岐にわたり，適切な術式を選択する必要がある。小陰唇形成術・縮小術については諸家によりさまざまな方法が報告されているが，本項では，安全性が高く，手技が簡便で良好な結果を得やすい線状切除法[3,8]，楔状（V字）切除法[9)～11]の2手法について解説する。

線状切除法は，切除量を自由に設定でき，黒ずみの切除も同時に可能なことが利点とされる。その一方で，小陰唇外側に特有の自然な黒ずみやヒダ感を残すことはできない。黒ずみの改善も同時に希望する症例が多いため，適応となることが多い。

楔状（V字）切除法は，小陰唇特有の自然な外縁を残すことができるのが利点とさ

れる。自然な印象で大きさのみを小さくしたい症例，厚みをとりたい症例，縦方向に皮膚が余っている症例が適応となる。陰核包皮や副皮の肥大を認める症例では，小陰唇のみを切除すると上部の膨らみが残存し，かえって不自然な形態となるため，陰核包茎手術や副皮切除術も合わせて計画する。

Ⅱ　線状切除法

線状切除法は，曲線状に小陰唇肥大部を切除する方法である。

適　応

①同時に黒ずみの改善も希望する症例
②小陰唇の厚みが比較的薄い症例
③大きく切除したい症例
比較的多くの症例が適応となる。

適応注意

①婦人科系の感染症
②悪性腫瘍
③血液凝固障害
④局所の炎症性疾患（重度のアトピー性皮膚炎や硬化性苔癬など）

準　備

必要な機器を示す（➔図1）。

図1の機器に加えて，シリンジ，針，局所麻酔薬〔キシロカイン注射液「1%」エピレナミン（1：100,000）含有®：サンドファーマ社〕，滅菌手袋，ガーゼ，覆布，消毒薬などを必要に応じて準備する。

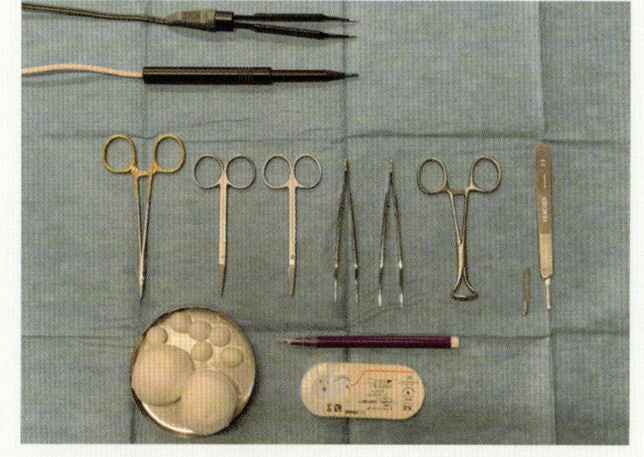

図1　準備する機器
上からバイポーラ，電気メス，その左下から時計回りに，持針器，眼窩剪刀（直・曲），眼科鑷子（有鉤・無鉤），布鉗子，メス刃15番，メスホルダー，皮膚ペン，縫合糸，消毒用綿球。

デザイン

1) 立位時に大陰唇からはみ出さない程度の大きさを目安として，周辺組織とのバランスに注意しながら切除幅を決定する。著者の経験では，陰裂から測定して幅1～1.5cm程度に縮小する症例が多い。陰核包皮の前方（腹側）への突出と比較して，小陰唇が短いと術後に陰核包皮が目立ち，不自然でバランスが悪くなる。このため陰核包皮の突出と同等もしくは若干小陰唇が突出している程度を最大切除幅の目安とする。また立位時に大陰唇から小陰唇がはみ出さない程度に縮小を希望する症例が多いが，大陰唇のボリュームが少ない症例では，要望通りに切除すると過剰切除となる場合があるため注意する。左右差が強い症例では陰裂の深さにも左右差がある場合が多い。このような症例では，陰裂からの距離のみで切除ラインを決定すると術後に外観上の左右差が生じるため，陰裂が浅い側の小陰唇を陰裂の深さの差に応じて短くするなど調整する。

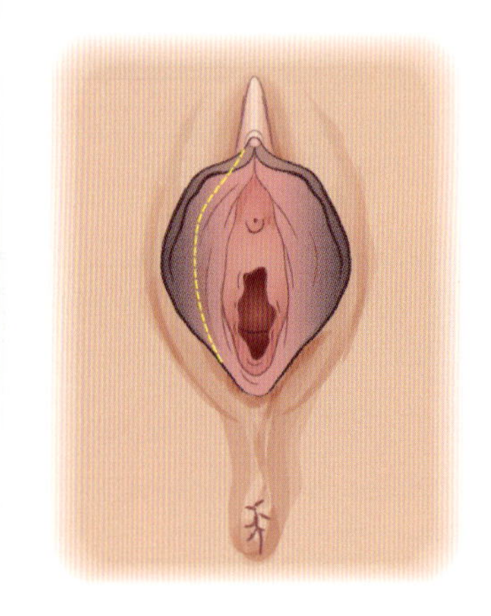

図2　線状切除のデザイン①（黄破線）

2) 陰核小帯下部から腟口を結ぶように，陰核小帯の下から外側に広がるカーブを描くようにデザインする。陰核小帯から1.5cm程下の部位が最も突出する（上1/3の部位が一番突出する形が自然である）ようにカーブを描き，腟の入口に終着するようなデザインとする（➔図2）。

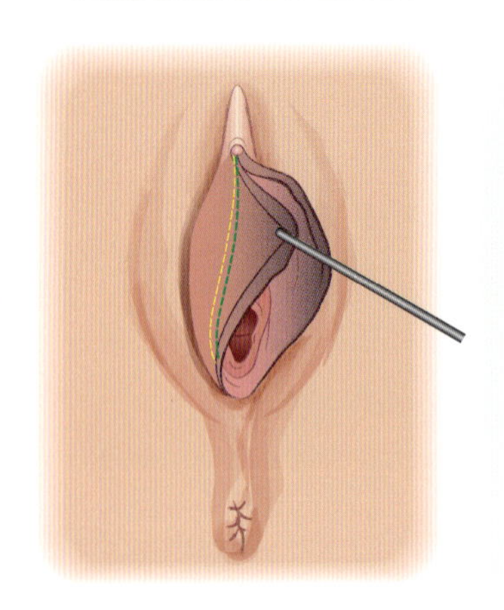

図3　線状切除のデザイン②裏側（緑破線）

3) 次に，小陰唇外側に，小陰唇内側の切開予定線よりわずかに幅広く残るように切開線をデザインする（➔図3）。これによって縫合線が少し内側に入るので瘢痕が目立たない。

小陰唇には，腟や尿道口への細菌侵入や乾燥を防ぐ役割があるとされる。切除幅を自由に選択できるのが本法の利点であるが，過剰切除は腟炎や腟の乾燥および膀胱炎の原因となるだけでなく，神経障害や腟入口の拘縮などのリスクが増すため注意が必要である。

手術方法

1) 局所麻酔だけでも十分な鎮痛を得られる場合が多いが，不安が強い症例では吸入麻酔や静脈麻酔も併用する。患者体位は低砕石位とする。局所麻酔は，比較的感覚の鈍い内側から開始する。30〜32G針にて4〜6mLの局所麻酔薬を粘膜下に局注する。
2) 切開は内側から開始し，15番メスにてデザイン通り正確に粘膜を切開する。次に先端のごく細い電気メスにて粘膜下組織を含めて切除する。比較的厚い小陰唇では，切除時にややテンションをかけながら上部からまっすぐ会陰部に向かって切除することで（➔図4），浅いくぼみができる程度に断端が陥凹し，縫合した時に断端が薄くなり，より自然な仕上がりとなる。この際，テンションをかけすぎると切除量が多くなりすぎてしまい，粘膜下縫合で糸をかける部位がなくなってしまうため注意する。

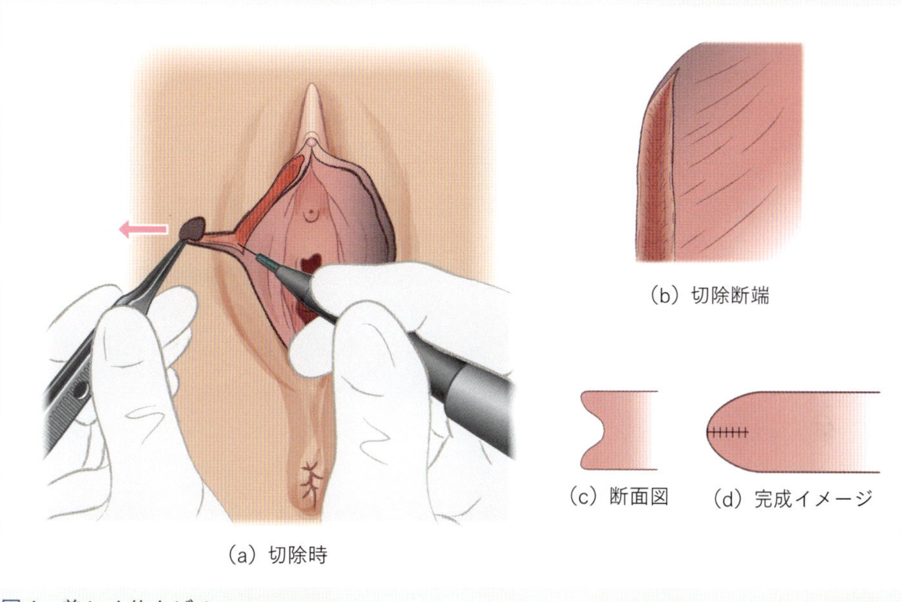

図4　美しく仕上げるコツ

3) 5−0もしくは6−0吸収糸（5−0バイクリルラピッド^{TM}：ジョンソン・エンド・ジョンソン社）にて内側を粘膜下縫合した後に，5−0もしくは6−0ナイロン糸や吸収糸（5−0バイクリルラピッド^{TM}）にて表面を縫合する。粘膜下縫合時は，深くかけすぎないように注意する。表層縫合時は，小陰唇の皮膚・粘膜は柔らかく内反しやすいため，まず数カ所に垂直マットレス縫合を入れ，残りの部分は連続縫合もしくは単縫合で閉創する（➔図5）。

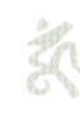

1. 小陰唇形成術・縮小術 ～線状切除法，楔状（V字）切除法～

バイクリルラピッド™での縫合の場合は3週間程度で糸が脱落するため，希望がなければ抜糸は不要である。非吸収糸を用いる場合は1週間後を目安に抜糸する。抜糸は，他部位と比較して痛みが伴いやすいため愛護的に行う。

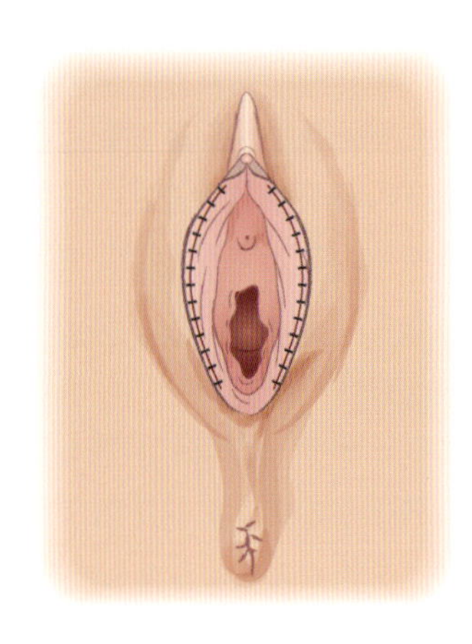

図5　縫合後の状態

症例供覧

症例①：35歳，女性

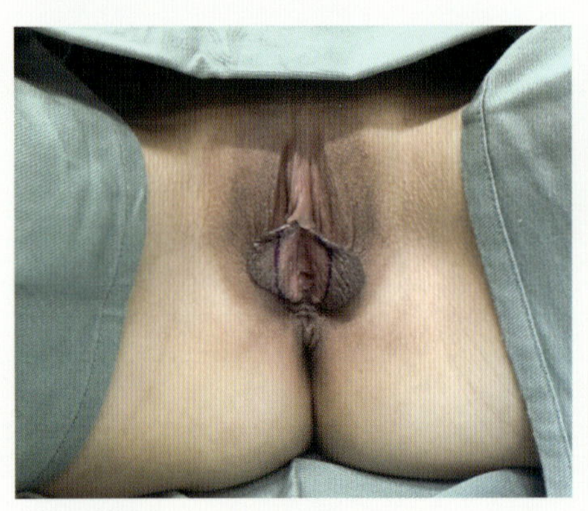

（a）術前所見

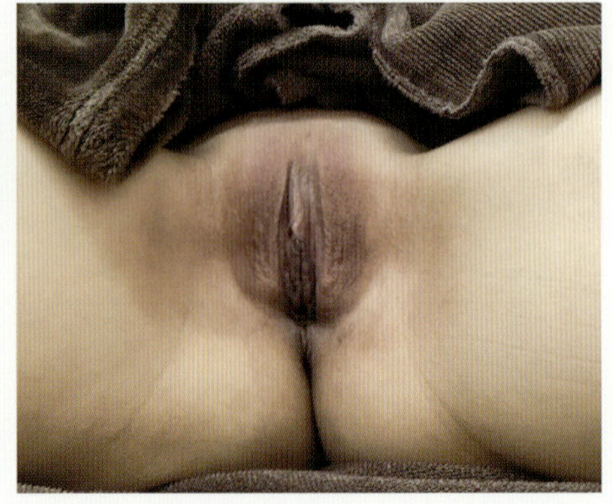

（b）術後2週の所見

自転車に乗る時の痛み，座っている時の違和感などを主訴に来院した。術後，疼痛や違和感が解消された。

症例②：22歳，女性

小陰唇の大きさと黒ずみの改善目的で来院した。術後，黒ずみや立位時における大陰唇からの小陰唇突出が解消され，高い満足が得られた。

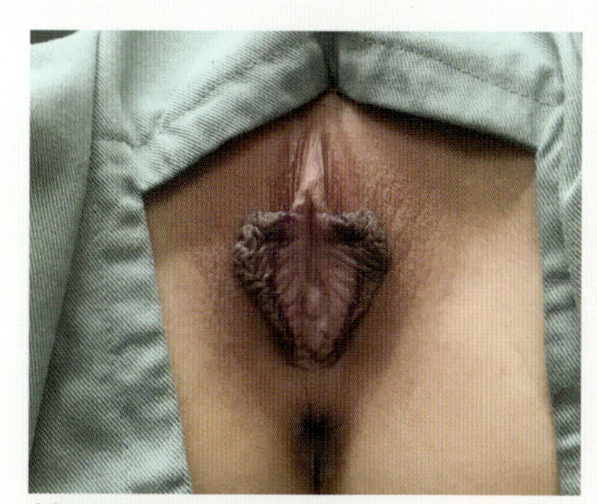

(a) 術前所見

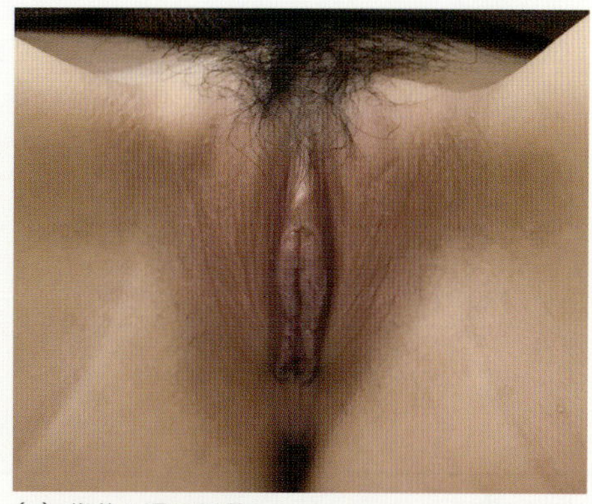

(b) 術後1週の所見

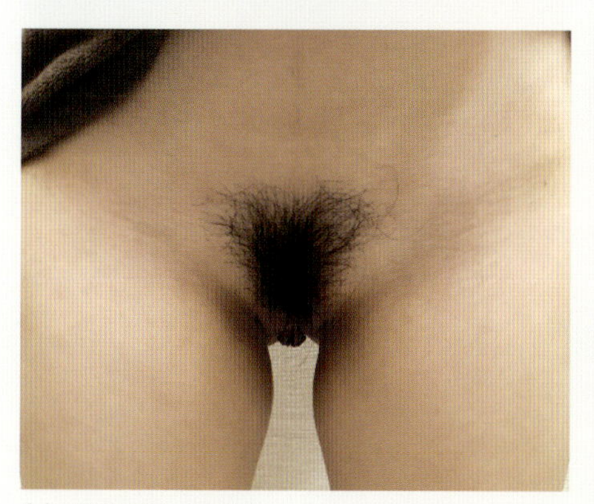

(c) 術前所見（立位）

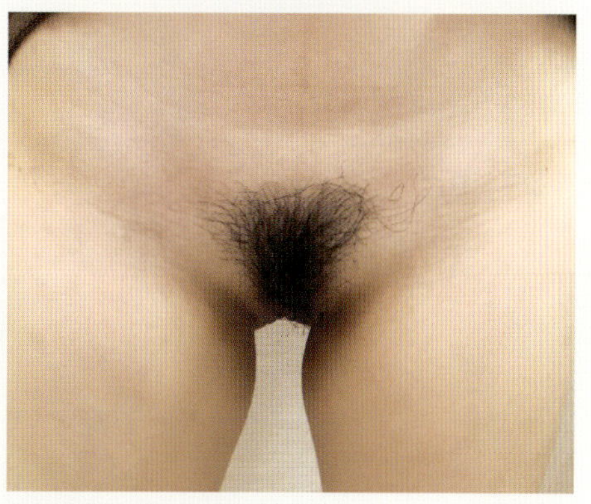

(d) 術後1週の所見（立位）

1. 小陰唇形成術・縮小術 ～線状切除法，楔状（V字）切除法～

症例③：45歳，女性

15年前に他院にて小陰唇縮小術を受けた。創縁に切痕が多数存在し，外観も満足できるとはいい難い状態であった。また手術後に妊娠・出産・育児により多忙で受診する機会がなかったが，伸展により切痕部がたびたび切れ，疼痛と出血に悩まされていた。典型的なホタテ貝様変形と考えられた（➔本書52～53頁）。同時に小陰唇縮小も希望したため，切痕部を含めて小陰唇を縮小しつつ修正した。修正術後，疼痛と出血は改善し，良好な形態が得られた。

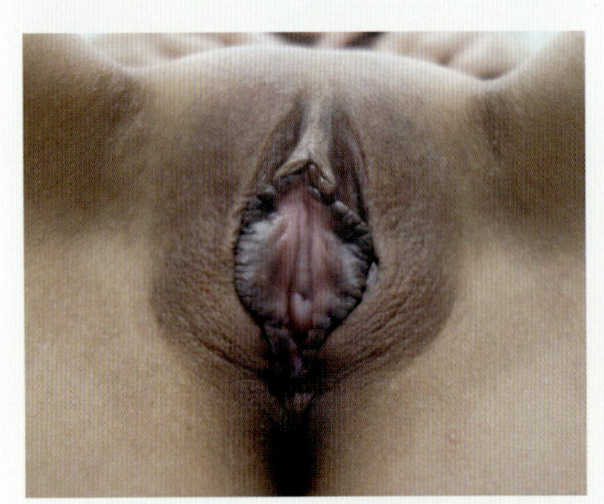
（a）修正術前所見

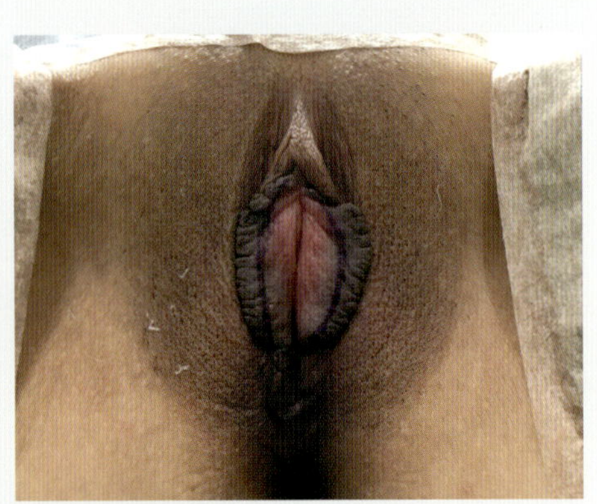
（b）修正術デザイン

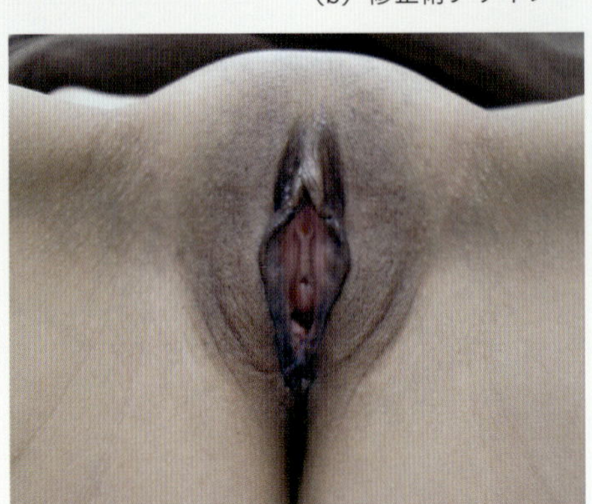
（c）修正術後2年の所見

Ⅲ　楔状（V字）切除法

本法は，一番突出した部位をV字（楔形wedge）に切除する方法である。

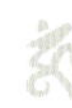

適　応

①自然な外縁を温存したい症例

②放射状に縦に広がるタイプの小陰唇

③厚みのある小陰唇

薄い小陰唇では切除範囲の粘膜下組織を温存する。厚さ2mm以下の薄い小陰唇では，粘膜下縫合が難しく，縫合部の陥凹や瘻孔形成を来たすことがあるため適応とならない。

縫合する皮弁同士の色調が著しく異なる症例では外観が不自然となるため，線状切除法の適応となる。喫煙者などの血流が悪い症例では創離開のリスクが上がるため，線状切除法の適応となる。

適応注意

①婦人科系の感染症

②悪性腫瘍

③血液凝固障害

④局所の炎症性疾患（重度のアトピー性皮膚炎や硬化性苔癬など）

⑤喫煙者や，血流が悪く創離開リスクの高い症例

準　備

線状切除法に準ずる（➔本書41頁）。

デザイン

1）全層で一番突出した部位を切り取るように楔状（V字）に切除範囲をデザインする（➔図6）。

2）まず小陰唇内側からマーキングする。先に上方の線を決定した後に，陰唇をつまみながら下方の線をデザインする。

3）切除幅は，ぴったりよりやや余裕がある程度に留める。この時，縫合部にテンションがかからないように留意する。テンションが強いと創離開やノッチ形成の原因となる。また，尿道口の近くに切開ラインが来ると，拘縮により尿閉や排尿時の尿離散などの合併症リスクがあるため，切開線を尿道口から0.5cm以上は離してデザインする。

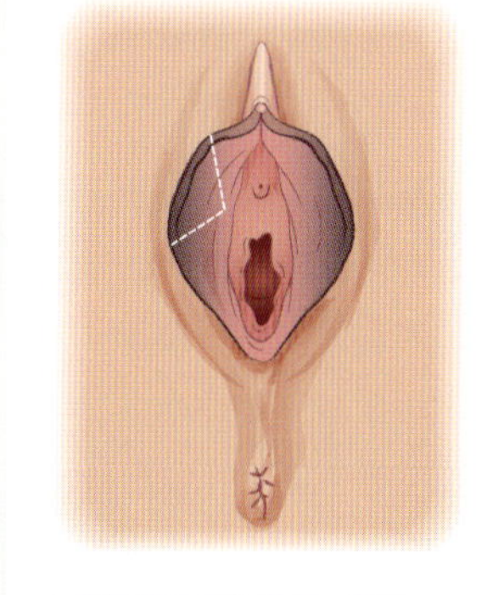

図6　楔状（V字）切除のデザイン

4）陰核小帯を含めて切除すると，小陰唇と陰核包皮が二股に分かれる部位のため正確に縫合できなくなるので，この部位より下方にデザインする。

手術方法

1）麻酔については線状切除法に準ずる（➔本書43頁）。

2）15番メスで内側より切開する。萎縮した小陰唇や薄い小陰唇では粘膜下組織を残す。厚い小陰唇は全層で切除する（➔図7，8）。全層切除時，テンションをかけた状態で切除すると断端組織を過剰に切除してしまい，縫合が難しくなるだけでなく，縫合部が陥凹・離開する原因となるため注意する（➔図9）。

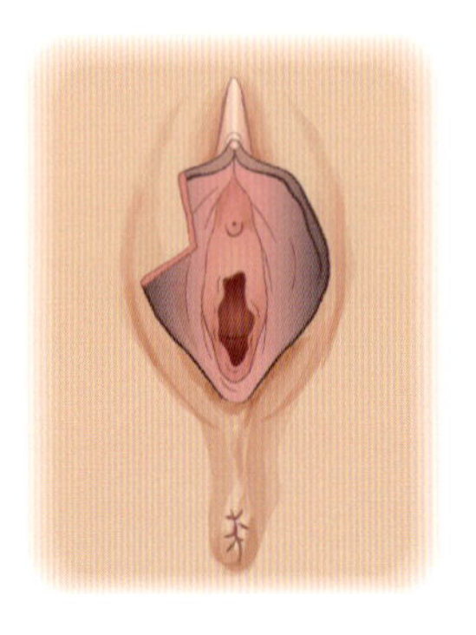

図7　完全に切り取った状態

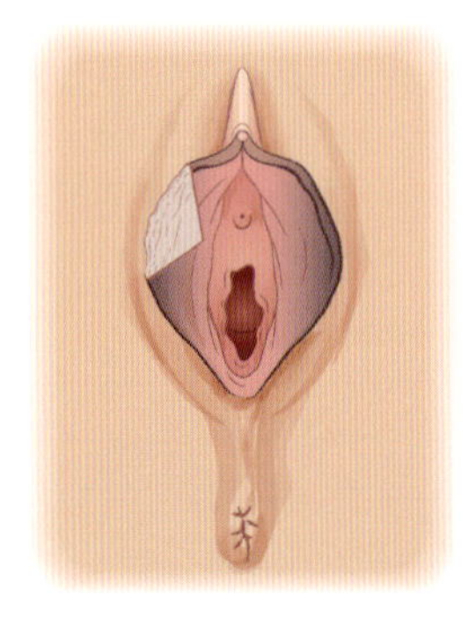

図8　内部の粘膜下組織を残して粘膜上皮だけ切除した状態

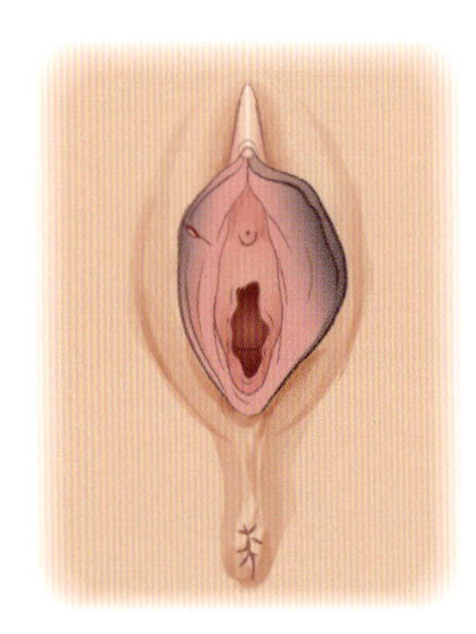

図9　創離開のイメージ

3）5−0もしくは6−0吸収糸（5−0バイクリルラピッド™）にて内側を粘膜下縫合した後に，5−0もしくは6−0ナイロン糸や吸収糸（5−0バイクリルラピッド™）にて表面を縫合する。表層縫合時は，小陰唇の皮膚・粘膜は柔らかく内反しやすいため，まず数カ所に垂直マットレス縫合を入れ，残りの部分は連続縫合もしくは単縫合で閉創する（➔図10）。

バイクリルラピッド™での縫合の場合は3週間程度で糸が脱落するため，希望がなければ抜糸は不要である。非吸収糸を用いる場合は1週間後を目安に抜糸する。抜糸は，他部位と比較して痛みが伴いやすいため愛護的に行う。

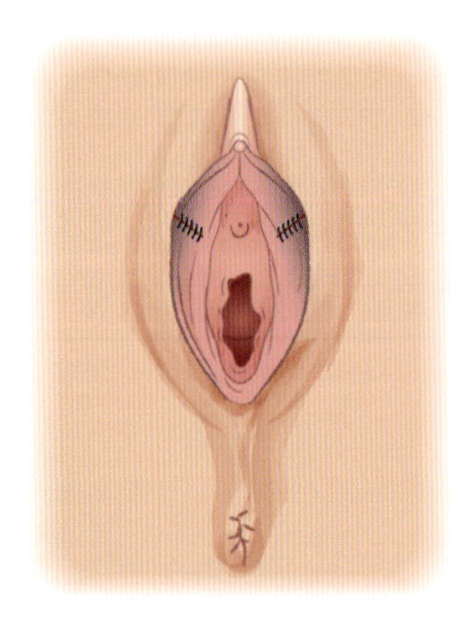

図10　縫合後の状態

症例供覧

症例：26歳，女性

小陰唇の大きさと黒ずみの改善目的で来院した。楔状切除に加えて，線状切除を追加した。また，副皮切除術も同時に行った。

術後，すっきりした印象となり，厚みやたるみも解消されている。

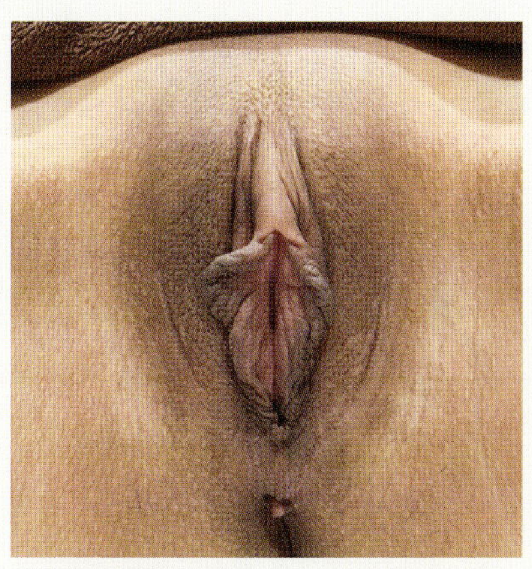

(a) 術前所見

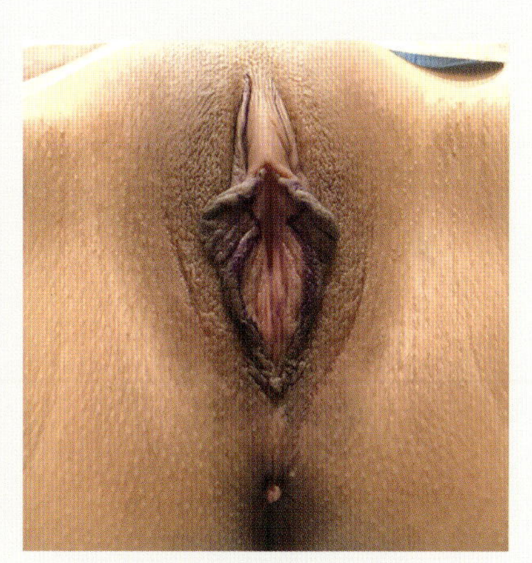

(b) 楔状切除＋線状切除のデザイン

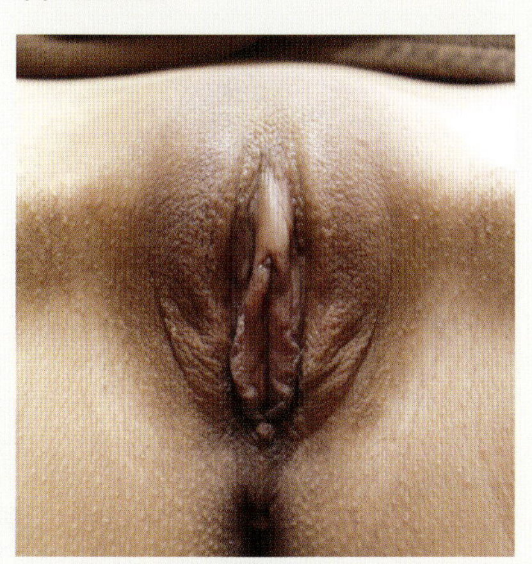

(c) 術後1カ月の所見

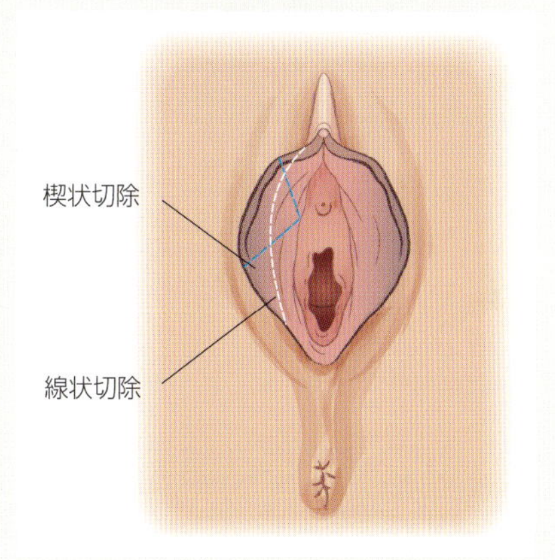

Ⅳ 術後管理

■ 菌薬含有軟膏，鎮痛剤，抗生剤，胃薬の処方を行う。

■ 術後は，血腫予防を目的に48時間のガードル着用を行う。

- 術翌日より，シャワー浴による創部の石鹸洗浄と菌薬含有軟膏塗布を開始する。
- 術後1週間は，菌薬含有軟膏をこまめに外用し，強い圧迫や擦れるなどの刺激，飲酒，喫煙は避ける。
- 入浴は術後2週から可。
- 激しい運動や性交渉は術後1カ月から可。
- 術後1週に再診，抜糸とする。

V 合併症

主な合併症

小陰唇縮小術の合併症率は5%以下（2.65～6%）と比較的低い[12)～15)]。また，合併症が起こっても軽微なことがほとんどである。主な合併症として，疼痛，感染，出血，血腫，左右差，創傷治癒遅延，吸収糸の早期脱落，色調の不一致，創離開，尿閉，遅発性疼痛，瘢痕，瘢痕拘縮，性交痛，感覚の変化（感覚過敏・感覚鈍麻），凹凸，過剰切除，薬剤アレルギー，などが挙げられる。

小陰唇の粘膜は内反しやすく，内反したまま縫合すると，陥凹やノッチ形成，粉瘤などの腫瘤形成の原因となる（➲図11）。特に合成皮膚接着剤での閉創では，内反しやすいため注意する（➲本書86～92頁「傷をきれいに仕上げる一工夫～ボンドアウト法～」）。

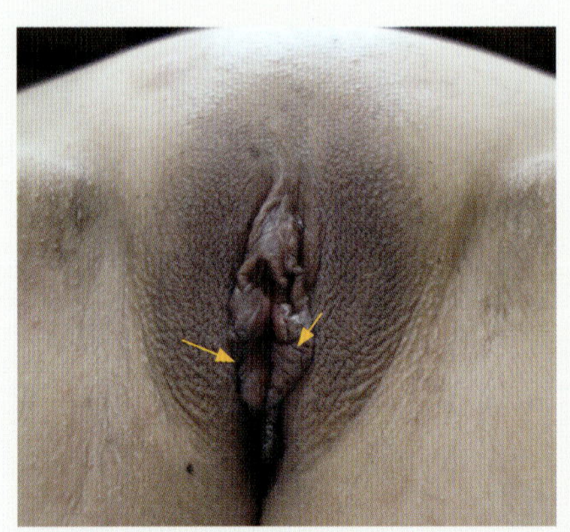

(a) 縫合部が内反し線状陥凹（→）を認める。

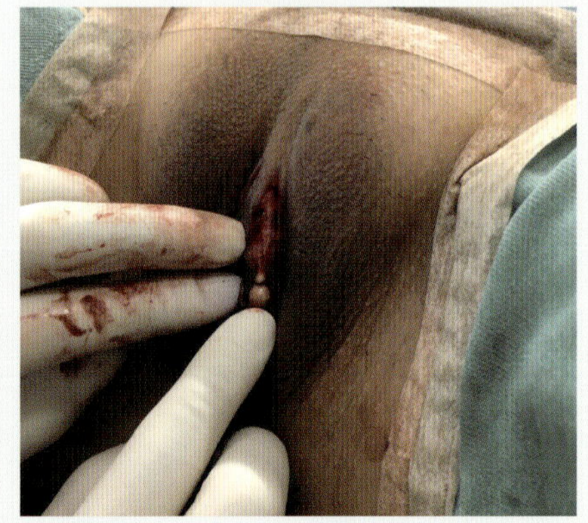

(b) 修正術中，8カ所に粉瘤と考えられる皮下腫瘤を認めた。

図11　内反と腫瘤形成
他院で合成皮膚接着剤を使用した小陰唇縮小術および副皮切除術を施行された症例。

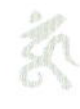

小陰唇前方（上方）の切除不足も比較的よく見られる変形である。形態および色調が不自然となり，不満足の原因となりやすい（➔図12）。

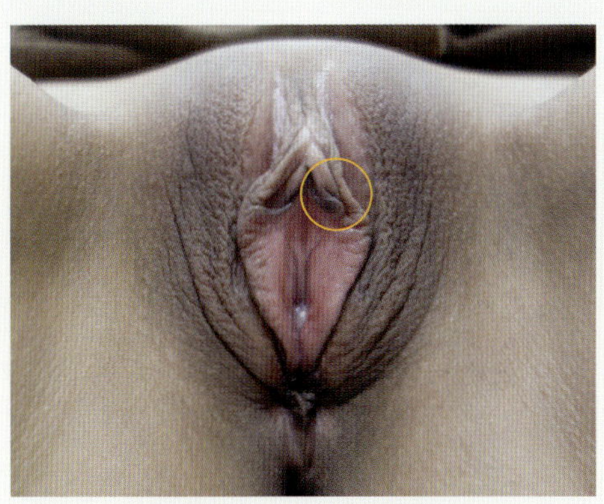

図12　小陰唇前方（上方）の切除不足
他院で小陰唇縮小術および副皮切除術を施行された症例。修正手術を希望して当院に来院した。

縫合断端部の色調が異なることで，パッチワークのような不自然な外観になることがあるが，6カ月程度で色調がなじんでくることが多い。感覚の変化として，ピリピリとした痛みが1カ月程度継続することがあるが，徐々に改善することが多い[16)]。

血腫は比較的まれであるが，24時間以内に出現することが多い。出現した場合は，まず冷却，圧迫，安静，頻回の観察を行う。増大傾向が見られる場合は，麻酔下に洗浄，血腫除去，止血，ドレーンの留置を行う。

また尿道口付近に手術操作を加えていないにもかかわらず，小陰唇縮小術後に尿線散乱（尿の飛び散り）を訴える症例がある。尿線は外尿道口の形状や排尿速度，腫瘍などに影響を受ける。このような症例では，もともと尿線散乱があったものの，術前は小陰唇により覆われていたため自覚されなかったものが，小陰唇の縮小により顕在化したと考えられる。

線状切除法では過剰切除に注意！

■ 線状切除法では，過剰切除が最も問題となる。デザイン時や切除時にテンションをかけすぎると想像以上に切除してしまうことがある。また小陰唇の黒ずみをすべて切除しようとすると，全切除となってしまうことがある。過剰切除や全切除は，整容面の問題以外にも膣の乾燥や膣炎，および性交痛の原因となる。過剰切除や全切除となった場合は，局所皮弁などで再建する（➔図13）。

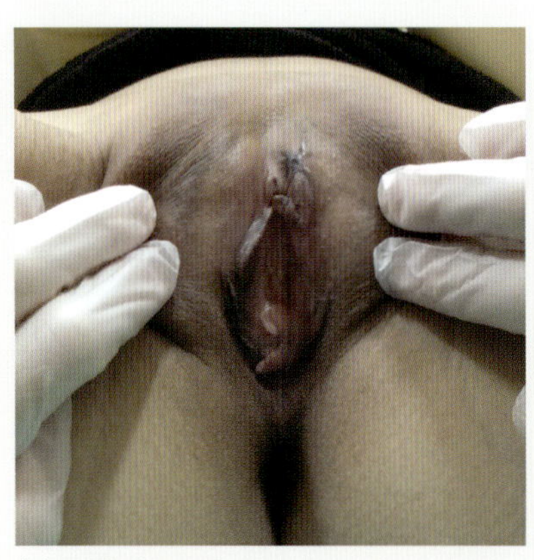

(a) 受診時の所見
他院で左側小陰唇縮小術を施行された症例。もともと左小陰唇のみ大きく，左右差を合わせる目的で左側のみ小陰唇縮小術を受けたとのこと。過剰切除により小陰唇の大部分が切除されていた。

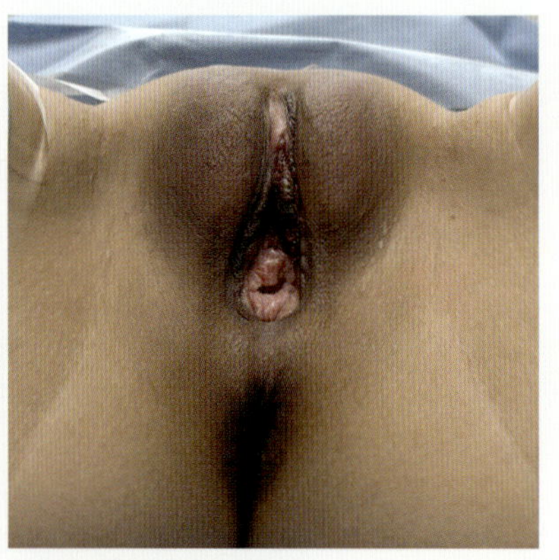

(b) 再建術直後の所見
皮弁による再建を行った。

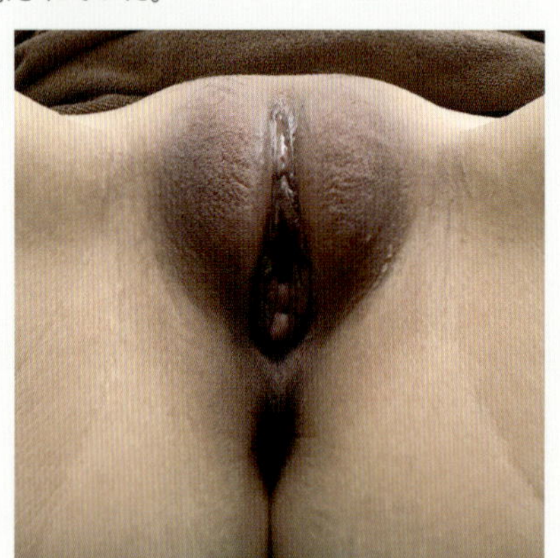

(c) 再建後 1 カ月の所見
自然な仕上がりとなり，高い満足が得られた。

図13　左側の過剰切除後の再建例

- 陰核包皮が大きい場合，小陰唇のみを切除すると逆に陰核包皮が目立ってしまうことがあり，時に男性器のように見えるためペニス様変形と呼ばれる[17]（➔図14）。
- 全体のバランスを考慮した手術計画が重要である。
- 真皮縫合時に糸を深くかけたり表層縫合を荒くかけると，ホタテ貝様変形（➔図15）（➔本書46頁）を来たすため注意が必要である[18]。

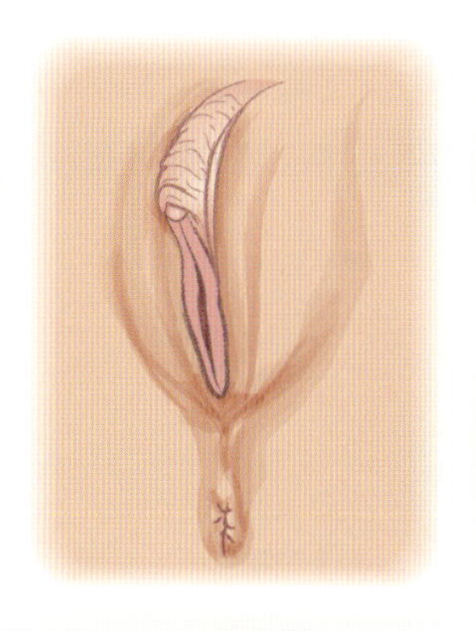

図14　ペニス様変形

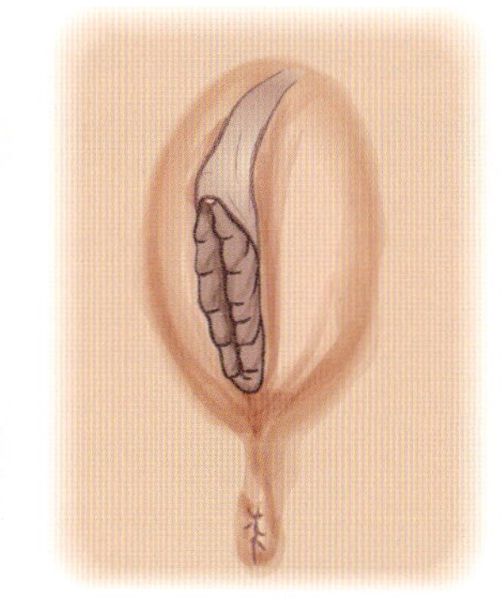

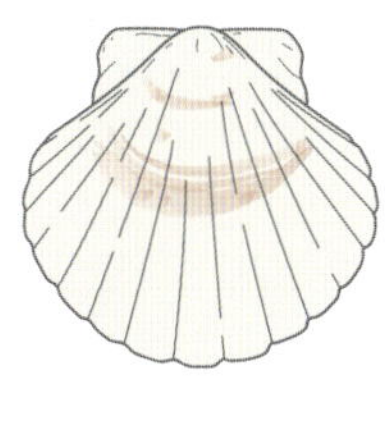

図15　ホタテ貝様変形
小陰唇の外側がホタテの貝殻のように変形した状態。

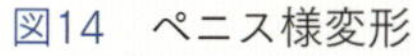

楔状（V字）切除法では創離開に注意！

- 楔状（V字）切除法では特に創離開に注意する。
- 喫煙や糖尿病などの創離開リスクが高い症例では線状切除法を選択する。
- 創縁にテンションがかかると，創離開や穿孔および醜状瘢痕の原因となる。テンションによって離開した場合は，トリミングして再縫合しても再離開するため，離開部より近位（内側）で線状切除法を行う（➔図16）。根元から離開している場合は，局所皮弁で修復する。

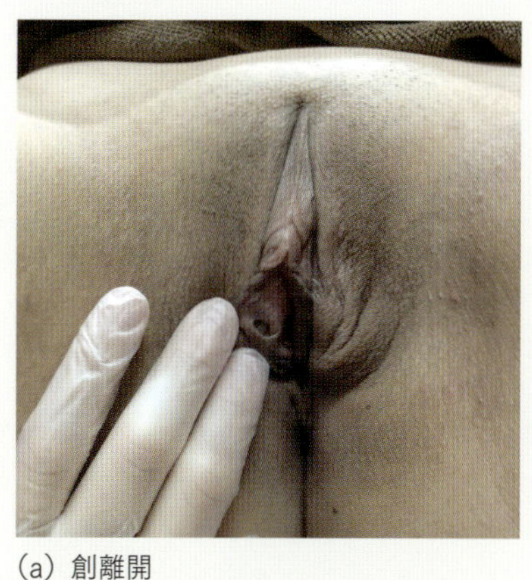

（a）創離開
他院にて小陰唇縮小術に創が離開した症例。右小陰唇に組織欠損が見られた。他院にて2度再縫合されたが，そのたびに離開したとのこと。

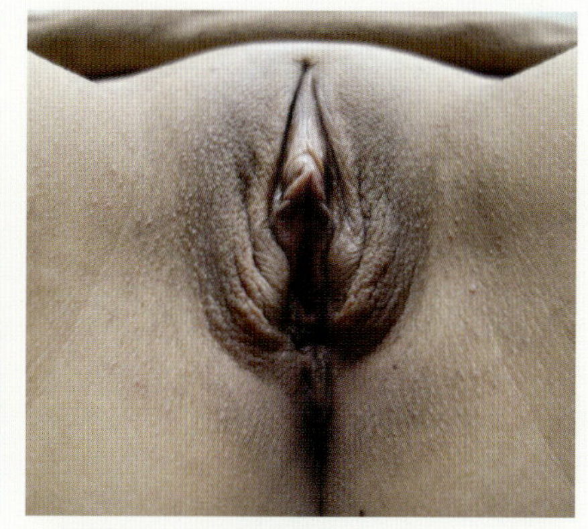

（b）修正後1カ月の所見
離開部より外側をトリミングすることで修正した。本人の満足は得られたが，小陰唇の長径が短く，ややアンバランスな印象となった。

図16　楔状（V字）切除後創離開の修正例

1. 小陰唇形成術・縮小術 ～線状切除法，楔状（V字）切除法～

■膣口部や後陰唇交連が発達している症例に楔状（V字）切除法を適用すると，膣口が塞がれてしまい，性交渉時の違和感や，性交渉がしにくくなるなどの問題が生じる（➔図17，18）。このような症例では，同時に後陰唇交連に垂直切開を入れて形成することで予防できる（➔図19～21）。

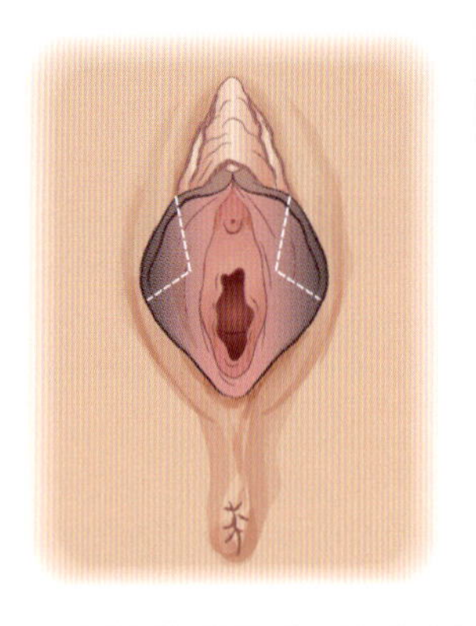

図17　デザイン

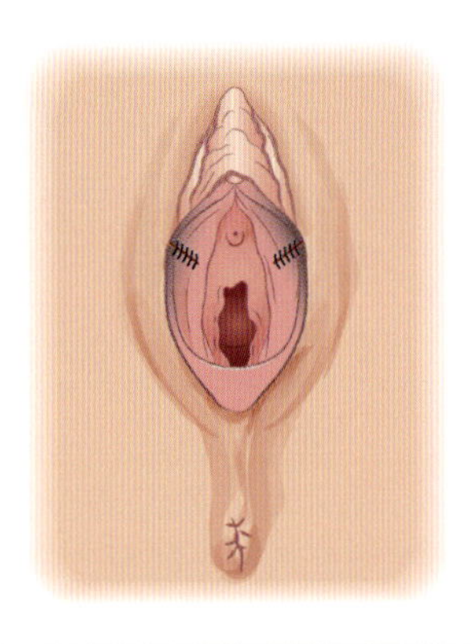

図18　膣口が塞がれた状態

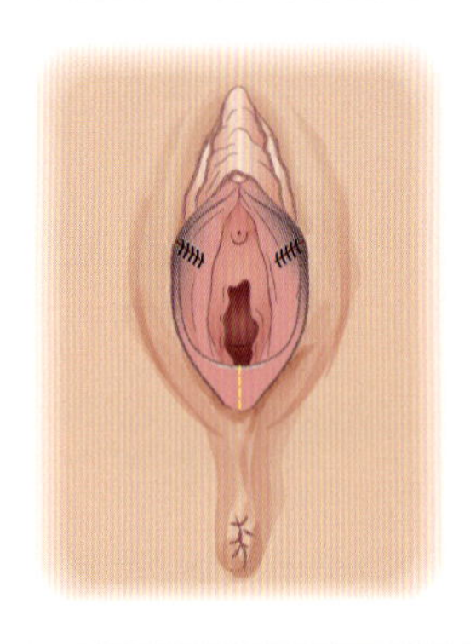

図19　切開ライン

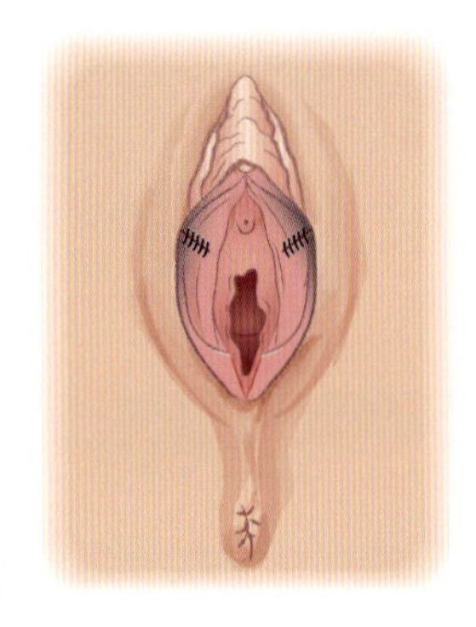

図20　切開後

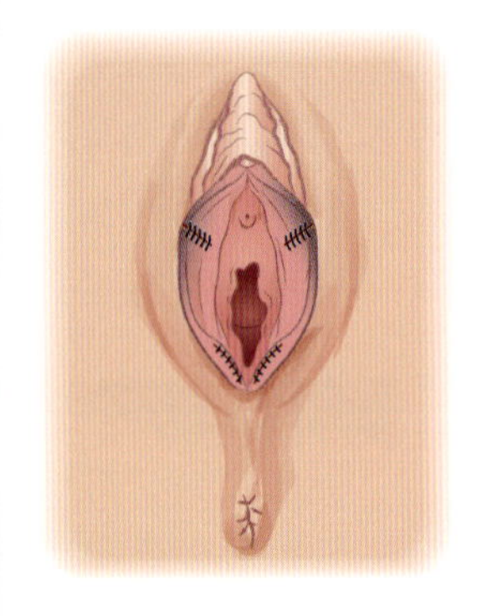

図21　トリミング後に縫合

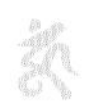

引用文献

1) Alter GJ: A new technique for aesthetic labia minora reduction. Ann Plast Surg 40: 287-290, 1998
2) Gulia C, et al: Labia minora hypertrophy: causes, impact on women's health, and treatment options. Int Urogynecol J 28: 1453-1461, 2017
3) Alinsod RM: Labia minora reduction surgery: curved liner technique. Female Cosmetic Genital Surgery: Concepts, Classification and Techniques, edited by Hamori C, et al, pp59-74, Thieme Medical Publishers, 2016
4) Chavis WM, et al: Plastic repair of elongated, hypertrophic labia minora. A case report. J Reprod Med 34: 373-375, 1989
5) Martin-Alguacil N, et al: Immunocytochemical characterization of pacinian-like corpuscles in the labia minora of prepubertal girls. J Pediatr Adolesc Gynecol 24: 353-358, 2011
6) Choi HY, et al: A new method for aesthetic reduction of labia minora（the deepithelialized reduction of labioplasty）. Plast Reconstr Surg 105: 419-424, 2000
7) Barrett MM, et al: A clinicopathologic study of labia minora hypertrophy: signs of localized lymphedema were universal. J Low Genit Tract Dis 18: 13-20, 2014
8) Oranges CM, et al: Labia minora reduction techniques: a comprehensive literature review. Aesthet Surg J 35: 419-431, 2015
9) Alter GJ: A new technique for aesthetic labia minora reduction. Ann Plast Surg 40: 287-290, 1998
10) Chang P, et al: Vaginal labiaplasty: defense of the simple "clip and snip" and a new classification system. Aesthet Plast Surg 37: 887-891, 2013
11) Hamori C: Labial reduction: surgical wedge technique. Female Cosmetic Genital Surgery: Concepts, Classification and Techniques, edited by Hamori C, et al, pp41-58, Thieme Medical Publishers, 2016
12) Felicio Yde A: Labial surgery. Aesthet Surg J 27: 322-328, 2007
13) Alter GJ: Labia minora reconstruction using clitoral hood flaps, wedge excisions, and YV advancement flaps. Plast Reconstr Surg 127: 2356-2363, 2011
14) Trichot C, et al: Surgical reduction of hypertrophy of the labia minora. Int J Gynaecol Obstet 115: 40-43, 2011
15) Goodman MP, et al: A large multicenter outcome study of female genital plastic surgery. J Sex Med 7（4 Pt 1）: 1565-1577, 2010

16) Placik OJ: A prospective evaluation of female external genitalia sensitivity to pressure following labia minora reduction and clitoral hood reduction. Plast Reconstr Surg 136: 442e-452e, 2015
17) Hamori CA: Postoperative clitoral hood deformity after labiaplasty. Aesthet Surg J 33: 1030-1036, 2013
18) Lista F, et al: The safety of aesthetic labiaplasty: a plastic surgery experience. Aesthet Surg J 35: 689-695, 2015

2. 副皮切除術

佐野　仁美

Ⅰ　副皮・副皮切除術とは

陰核（クリトリス）包皮の左右に存在する皮膚のヒダを副皮と呼ぶ（➔図1）。国際的に副皮はclitoral double fold，またはlateral prepucial foldと呼ばれ，陰核包皮の形態の1つとされる[1)2)]。

厳密には陰核包皮との区別が難しい場合や，存在しない場合もある。副皮は存在しない方が外観は良いとされる。また，ヒダが深いと垢がたまり，悪臭の原因となる。国内のクリニックでは副皮切除術として独立した料金設定を行うことが多い。

本項では国内の実情に則り，クリトリス包茎手術とは分けて，副皮切除術について解説する。

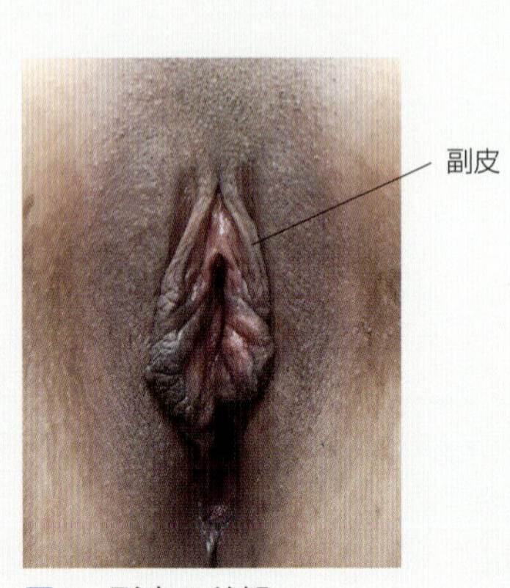

図1　副皮の外観

Ⅱ　手術手技

適　応

副皮の切除を希望する症例。小陰唇縮小術の追加手術として実施されることが多い。

適応注意

①婦人科系の感染症
②悪性腫瘍
③妊娠中
④局所の炎症性疾患（重度のアトピー性皮膚炎や硬化性苔癬など）
⑤血液凝固障害
⑥喫煙者

準　備

小陰唇縮小術と同時に行うことが多いため，小陰唇縮小術に準ずる。

デザイン

副皮は個人差が大きくバリエーションに富む。

1) デザインの基本は，余剰皮膚をspindleに切除することである（➔図2）。まず副皮の内側・外側ともに基部もしくはシワに沿って切開ラインをデザインする。副皮が小陰唇と一体となっている症例や副皮の後方切除ラインが小陰唇縮小術の切除ラインに重なる場合（➔図3）(➔本書63～64頁「症例供覧　症例②③」）は一塊として切除する。

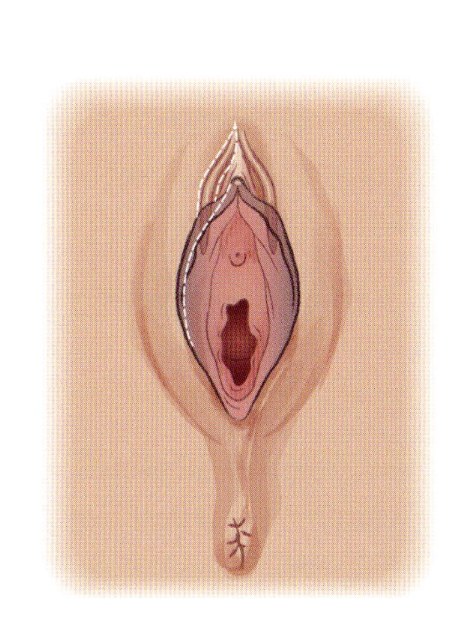
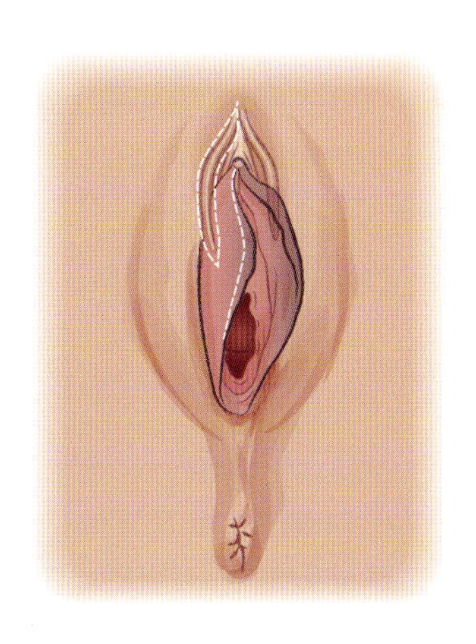

図2　副皮の切除デザイン例①：小陰唇切除術のデザインと重ならない場合
spindleに切除する。

2. 副皮切除術

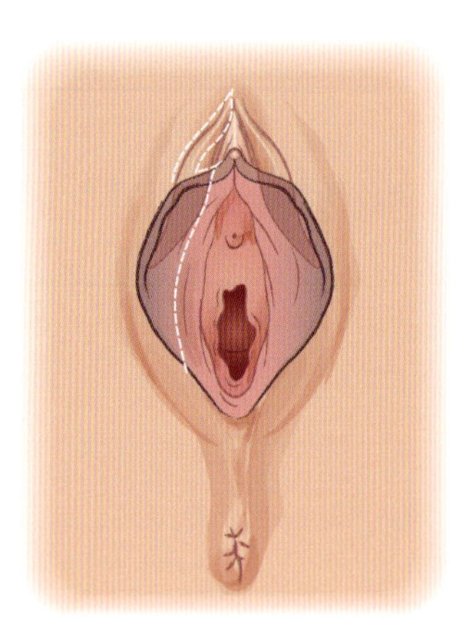

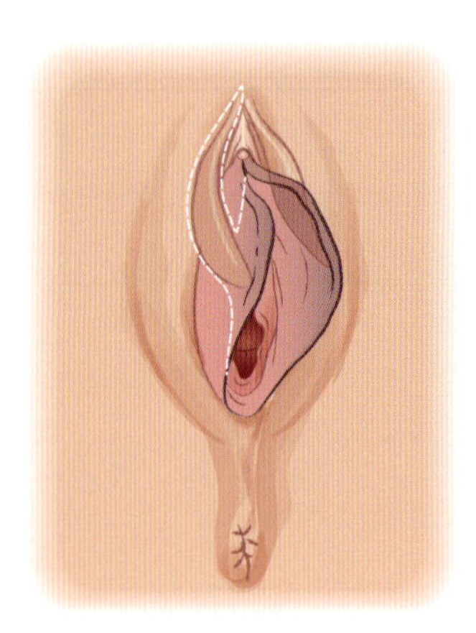

図3　副皮の切除デザイン例②：小陰唇切除術のデザインと重なる場合
一塊として切除する。

2) 包皮が水平方向に余剰している場合は，外側の切開ラインの位置で切除幅を調節する。切除幅は，切除後に縫合部にテンションがかからない程度とし，無鉤鑷子でつまんで確認する。前方は前陰唇交連を越えて切開しないようにするとよい。

手術方法

1) 局所麻酔だけでも十分な鎮痛を得られる場合が多いが，必要に応じて吸入麻酔や静脈麻酔も併用する。患者体位は低砕石位とする。30〜32G針にて片側1〜3mLの局所麻酔薬を皮下に局注する。
2) 切開は内側から開始し，15番メスにてデザイン通り正確に皮膚を切開する。次に，先端のごく細い電気メスにて皮下組織を含めて切除する。小陰唇縮小術も同時に行う場合は，切除・縫合は小陰唇縮小術に準ずる（➔本書43〜44頁）。
3) 止血後，皮下を5-0もしくは6-0吸収糸にて連続もしくは単真皮縫合した後に，5-0もしくは6-0ナイロン糸や吸収糸にて表面を縫合する。著者は，皮下および表層を5-0バイクリルラピッド™（ジョンソン・エンド・ジョンソン社）で縫合している。非吸収糸を用いる場合は1週間後を目安に抜糸する。

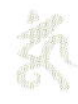

症例供覧

症例①：23歳，女性

小陰唇の左右差，大きさ，自転車に乗る時の痛みの改善を希望して来院した。左側のみ小陰唇および副皮が発達していたため，左小陰唇縮小術および左副皮切除術を施行した。副皮はspindleに切除した。

術後2週，やや腫脹を認めるが左右対称で良好な形態が得られた。

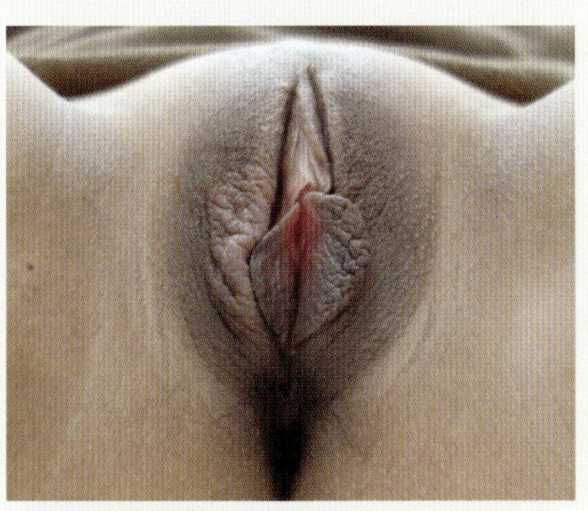

（a）術前所見①
小陰唇を開いた所見

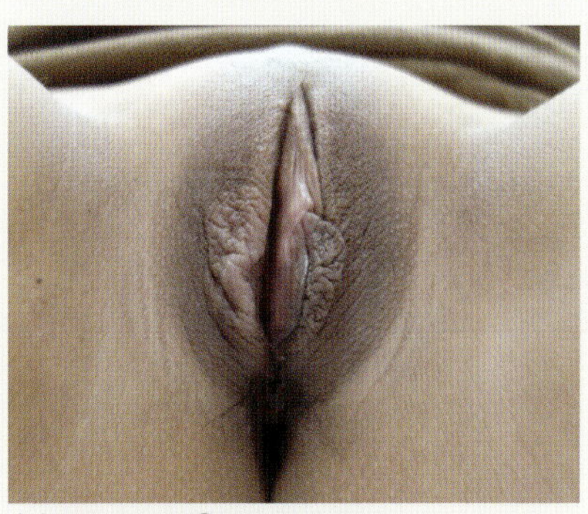

（b）術前所見②
小陰唇を左に寄せた所見

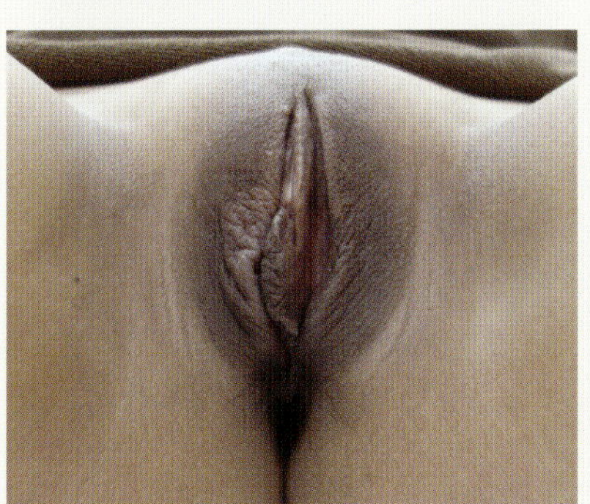

（c）術前所見③
小陰唇を右に寄せた所見

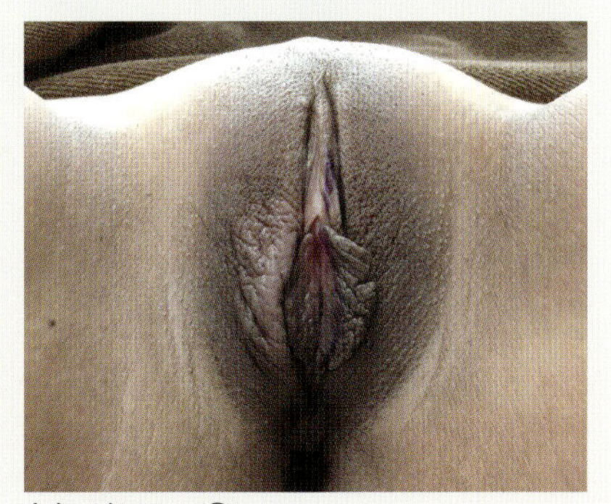

（d）デザイン①
小陰唇を開いた所見

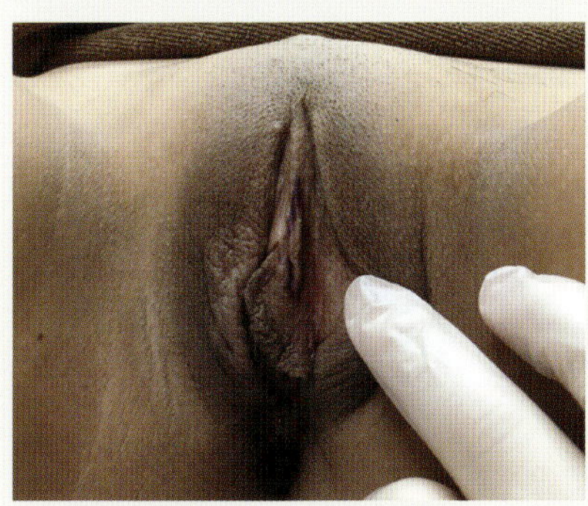

（e）デザイン②
小陰唇を右に寄せた所見

2. 副皮切除術

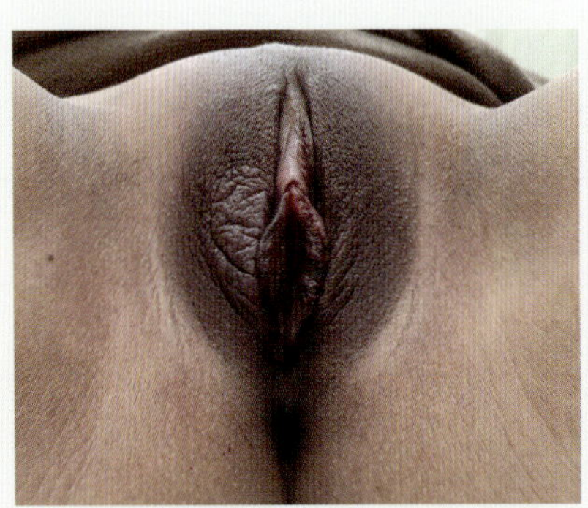

（f）術直後の所見①
小陰唇を開いた所見

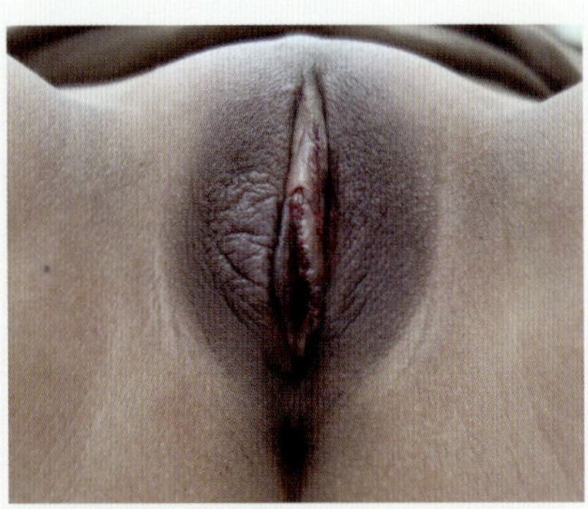

（g）術直後の所見②
小陰唇を右に寄せた所見

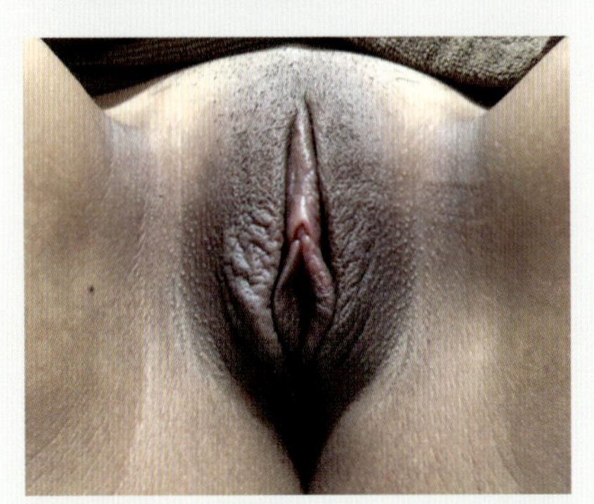

（h）術後2週の所見

症例②：29歳，女性

小陰唇の大きさと黒ずみの改善を希望して来院した。小陰唇縮小術および副皮切除術を施行した。副皮は，小陰唇と一塊に切除した。

術後1カ月，自然な外観が得られた。

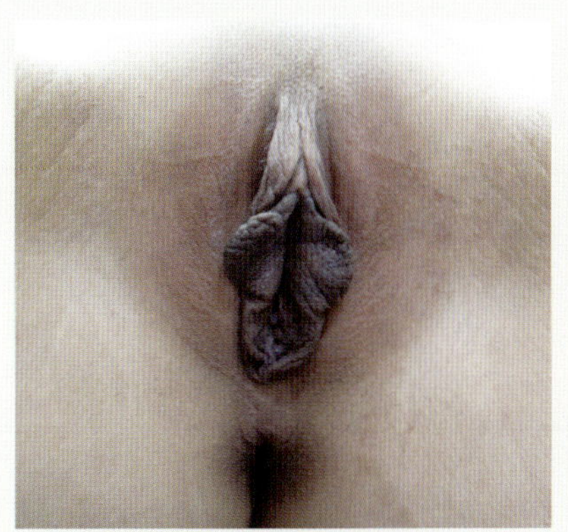

(a) 術前所見

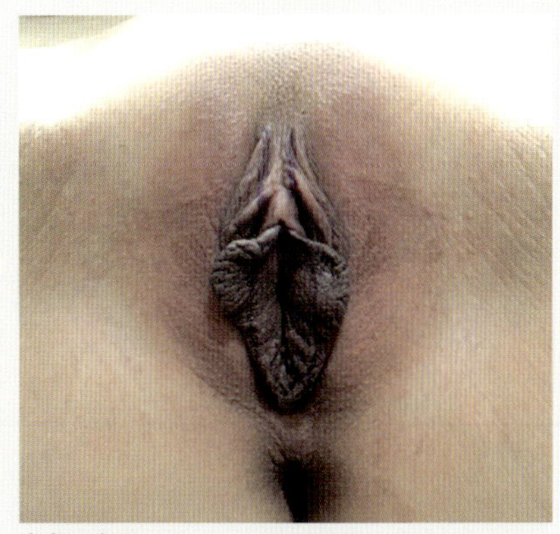

(b) デザイン

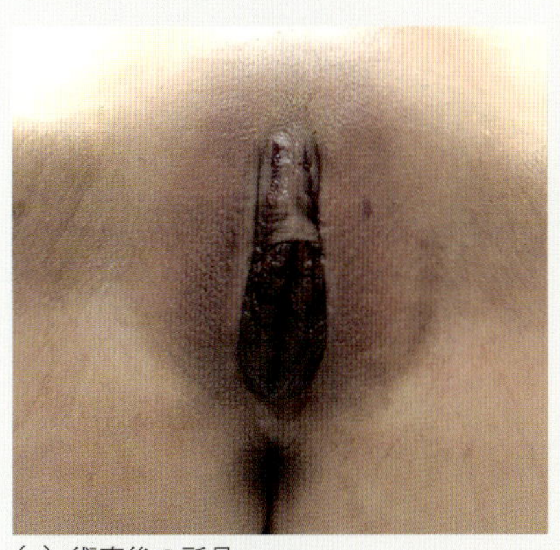

(c) 術直後の所見

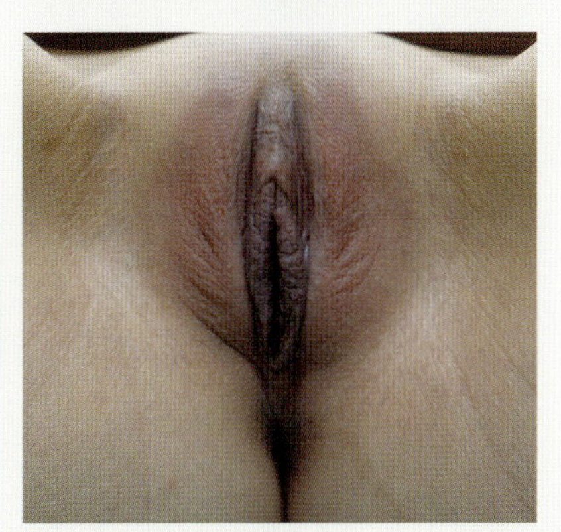

(d) 術後1カ月の所見

2. 副皮切除術

症例③：20歳，女性

日常生活における不快感と外観改善を希望して来院した。小陰唇縮小術と副皮切除術を施行した。副皮は，小陰唇と一体となっていたため一塊に切除した。

術後1週，自然な外観と高い満足が得られた。

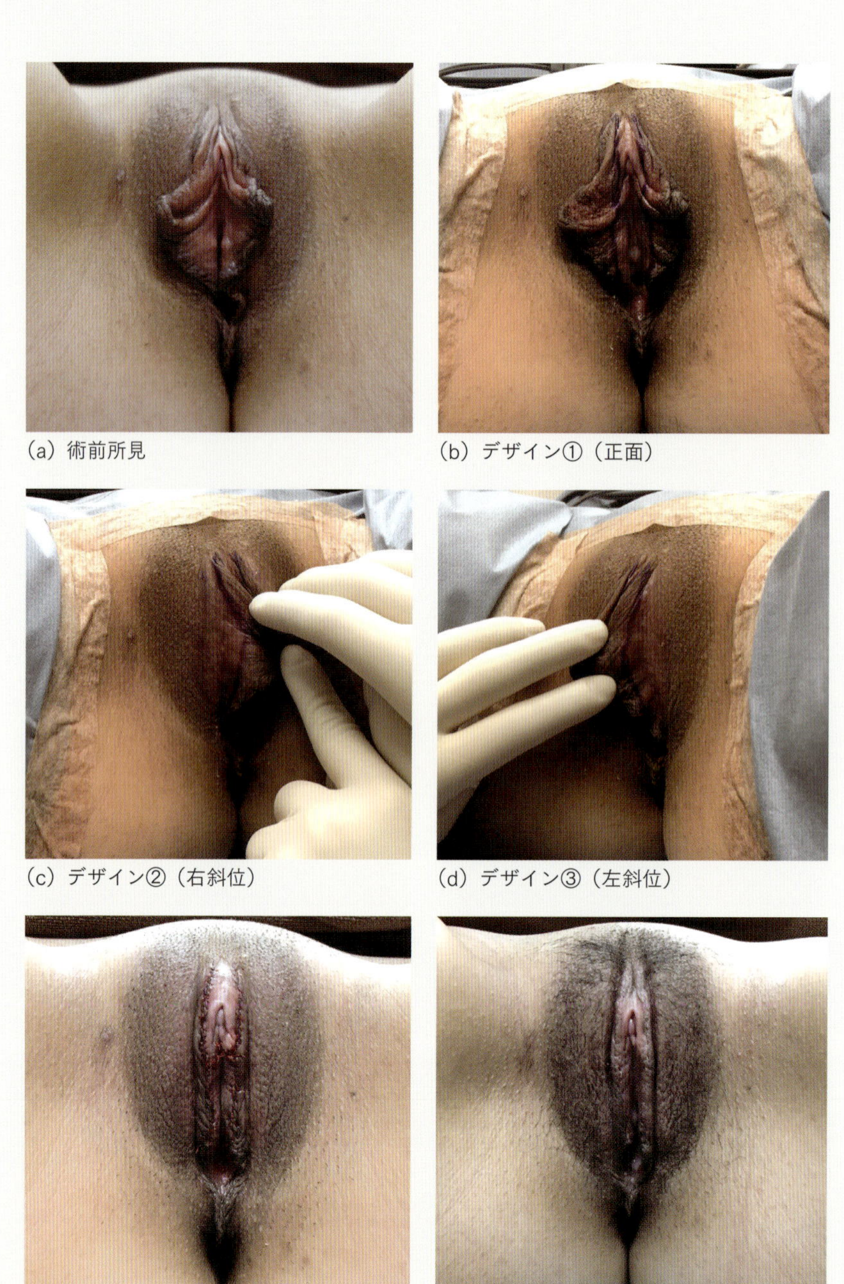

（a）術前所見
（b）デザイン①（正面）
（c）デザイン②（右斜位）
（d）デザイン③（左斜位）
（c）術直後の所見
（d）術後1週の所見

症例④：25歳，女性

6カ月前に他院にて小陰唇縮小術，副皮切除術，陰核包茎手術を行われたとのこと。術後の形態に満足が得られなかったため当院を受診した。副皮と小陰唇上部の切除不足を認めた。

小陰唇上部および副皮の追加切除を行い，術後1カ月で良好な形態が得られた。

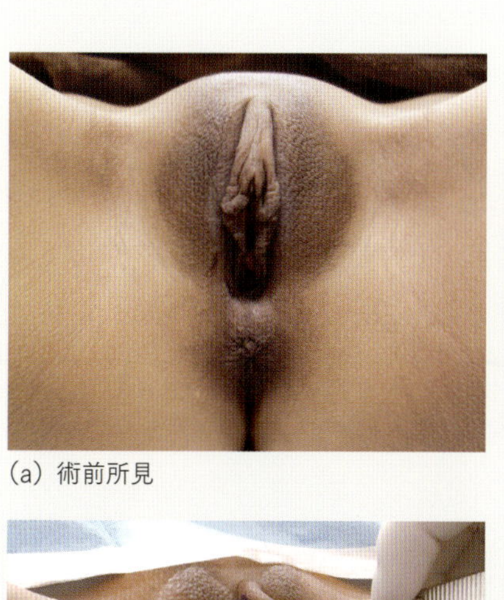

（a）術前所見

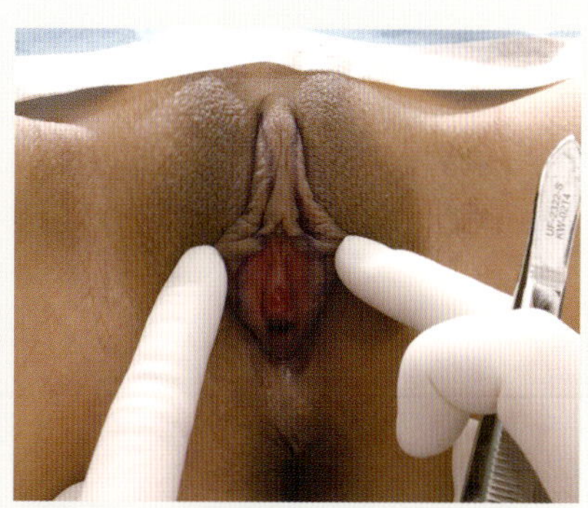

（b）デザイン①（正面）

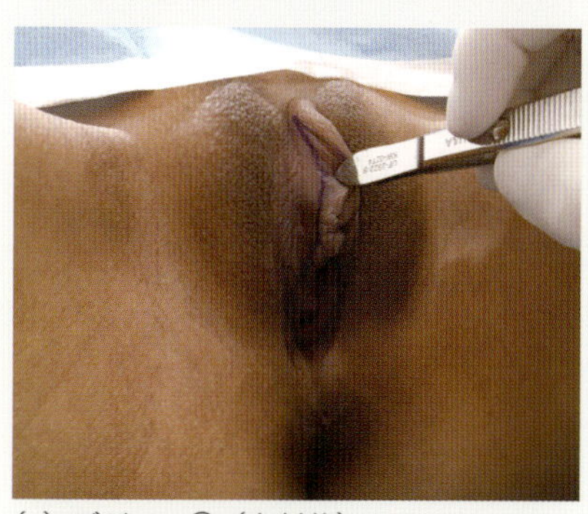

（c）デザイン②（右斜位）

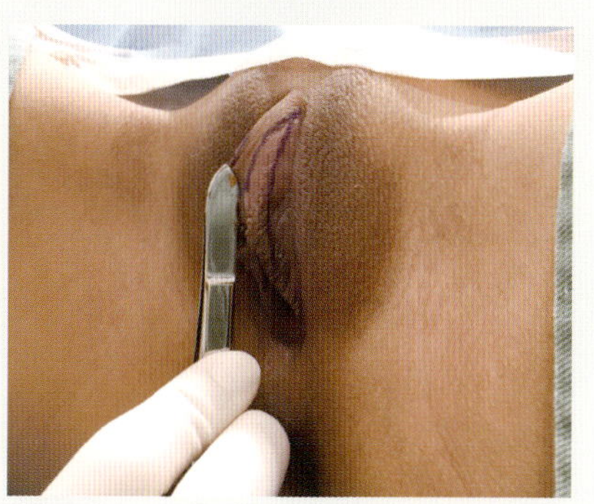

（d）デザイン③（左斜位）

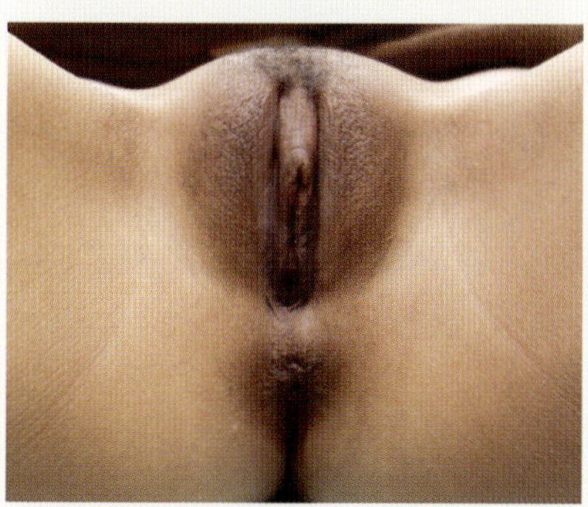

（e）術後1カ月の所見

Ⅲ 術後管理

小陰唇縮小術と同時に行うことが多いため，小陰唇縮小術に準ずる。副皮切除術のみの場合は，激しい運動や性交渉は2週間後から可とする。

Ⅳ 合併症

主な合併症

疼痛，感染，出血，血腫，左右差，創傷治癒遅延，吸収糸の早期脱落，創離開，瘢痕，過剰切除，薬剤アレルギーなどが挙げられる。

合併症は比較的少ない手術である。切除不足は不満足の原因となりやすい。一方で切除幅を大きく取りすぎると，陰核包皮の扁平化を起こし，陰核の圧迫感や違和感，洗浄困難による垢の蓄積や悪臭の原因となるため注意する。また，前陰唇交連の上端を越えて切開すると瘢痕が残りやすい。

引用文献

1) Placik OJ: Clitoral hood reduction techniques. Female Cosmetic Genital Surgery: Concepts, classification and techniques, edited by Hamori C, et al, pp89-112, Thieme Medical Publishers, 2016
2) Godman MP: Chapter4 Definitions. Female Genital Plastic and Cosmetic Surgery, edited by Godman MP, pp25-30, Wiley-Blackwell, 2016

Column

知っておこう！
婦人科美容・形成術で注意すべき性感染症

佐野　仁美

ある日，知人の医師がガックリと肩を落としてやってきた。婦人科形成術中に針刺し事故を起こしてしまったのだ。軽微な傷であったし，既往歴のない20歳女性であったため，「大丈夫だろう」と高をくくって，そのまま手術を続けたという。しかし数日後，針刺し部に違和感が現れ，翌日には痛みとヘルペス様の水疱が出現したのだ。まさかの性器ヘルペス指感染である。

慌てて皮膚科医に問い合わせたところ，手に単純ヘルペスが出ることは珍しくないとのことで，それにもビックリしてしまった。たしかに，ヘルペスの水疱を気にして指で触っているうちに小キズから感染することはあるのかもしれない。周知の通り性器ヘルペスは，神経節に単純ヘルペスウィルスが潜伏し，宿主の免疫力が落ちた時に増殖して，疼痛と水疱形成を引き起こす。さらに，再発を繰り返すやっかいな疾患でもある。知人の医師は，外科医の大切な指にいつ水疱ができてもおかしくない爆弾を抱え込んでしまったのだ。

一般的な針刺し事故にはHBV，HCV，HIV，梅毒などの感染リスクがあるが，それに加えて婦人科分野では性感染症のリスクがある。このため，婦人科美容・形成術を行ううえで性感染症の最低限の知識は必要不可欠である。外性器に肉眼的な変化が生じ得る感染症としては，尖圭コンジローマ，梅毒，性器ヘルペス，軟性下疳，性器伝染性軟属腫（水イボ）などがある。また，オリモノに変化をもたらす感染症としてクラミジア，淋菌，トリコモナス，カンジダなどがある。患者本人も感染に気づかないケースも多く，そのまま手術を行い，感染症を拡大・悪化させてしまったら，もう大変！　ましてや自分の指に感染させてしまったら，ガックリ肩を落とすどころのやり切れなさではない。そうならないためにも，各疾患の一般的な特徴についてはぜひ知っておきたい。

対策としては，問診で事前に出血やおりものの変化（量やニオイ），婦人科分野の既往や健診受診歴を確認する。性感染症や婦人科疾患が疑われる場合は，手術前に婦人科受診を勧める。また，ヘルペスなどの症状が出ていない感染症の可能性も考慮し，一般的な感染予防措置を励行し，実施する。具体的には，二重手袋にする，刺傷した場合にはすぐに流水洗浄するなどの対策を徹底する。

感染症対策の必要性を改めて実感した忘れがたいエピソードである。

3. 陰核包茎手術（陰核包皮縮小術）

佐野　仁美

I　陰核(クリトリス)包茎手術とは

陰核亀頭は陰核の中で唯一見える部位であり，一般的に陰核（クリトリス）と呼ばれる。陰核亀頭は男性器の亀頭に相当し，神経終末が集中する部位である。陰核亀頭は陰核包皮に覆われており，直接刺激を受けないように守られていることが多い。陰核亀頭は皮脂腺を有するため，陰核包皮の内側は皮脂や恥垢がたまりやすく，陰核包皮が発達した症例では不衛生や悪臭の原因となる。

陰核包茎とは，陰核包皮が発達していることにより，整容面が優れない，垢がたまる，感染や炎症・不感症の原因となる状態，と定義されるが，その形態は個人差が大きくバリエーションに富むため，明確な診断基準は示されていない。また，男性器では亀頭を完全に露出させる包茎手術が一般的であるが，陰核包茎手術では陰核亀頭を露出させることが目的ではないことに留意する。同様に男性器の包茎では用手的に包皮を翻転させ露出させる「包皮をむく」指導が行われるが，陰核は用手的に翻転し露出させる必要はなく，いわゆる「むけない」ことが本手術の適応の基準とはならない。感染を繰り返す，性的感度が低いなどの訴えがあれば，3～5mm程度露出させてもよい[1)]が，露出しすぎると下着に擦れるなどの日常的な物理刺激によって痛みを感じ，逆効果となることがあるため注意する。陰核包皮が発達している症例では，小陰唇や副皮も発達している場合が多く，同時に手術を希望することが多い。

Ⅱ　手術手技

適　応

①陰核包皮の整容面の改善を希望する症例
②感染や炎症を繰り返す症例
③垢がたまって臭う症例
④不感症の改善を希望する症例

適応注意

①婦人科系の感染症
②悪性腫瘍
③血液凝固障害
④局所の炎症性疾患（重度のアトピー性皮膚炎や硬化性苔癬など）
⑤精神疾患

準　備

小陰唇縮小術と同時に行うことが多いため，小陰唇縮小術に準ずる（➔本書41頁）。

デザイン

垂直方向，水平方向，全方向のどこに余剰皮膚があるのかによって，デザインを決定する。

1) 立位および砕石位で陰核包皮の厚さ，対称性，余剰皮膚の状態を評価する。余剰皮膚の状態は，ピンチテストを行い，水平・垂直方向のどちらで皮膚が余っているかを確認する。
2) 局所の外傷や瘢痕，ピアスホールの有無，炎症性疾患や感染症，陰核と陰核包皮の癒着の有無を確認する。
3) 一般的に陰核と尿道口の距離は1.5cm以上あり，それ以下の場合は陰核肥大を疑う[2]。

以下に汎用性の比較的高い手術デザインを示す。

●デザインⒶの適応

①縦方向の余剰皮膚がある症例，②余剰皮膚が少ない症例，③垢などがたまる症例，④不感症の症例。陰核包皮の遊離縁を切除する。簡便な方法で，適応範囲も広

い。瘢痕は遊離縁に沿うため目立ちにくい[3]（➔図1）。

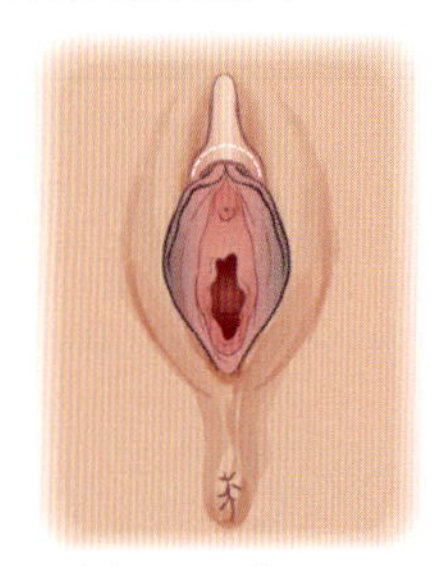

（a）手術デザイン

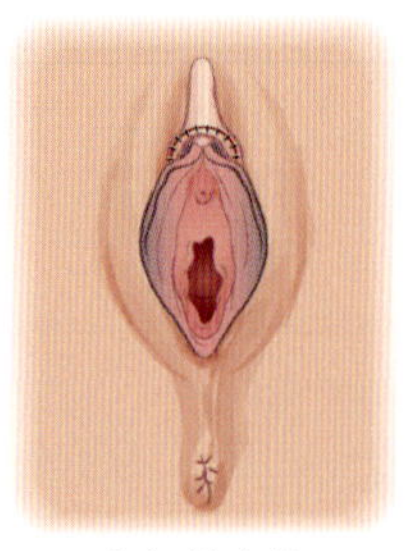

（b）縫合後

図1　デザインⒶ：遊離縁切除

●デザインⒷの適応

①全体的に余剰皮膚が大きく，立位で大陰唇からはみ出て突出している症例，②垢などがたまる症例，③不感症の症例。ピンチテストを行い，本人の希望に合わせてテンションがかからない程度に切除幅を決定する。突出した中央と両側部の余剰皮膚を切除し，上下の皮弁を挙上して縫合する。H型に瘢痕ができる旨を事前に説明しておく[4]（➔図2）。

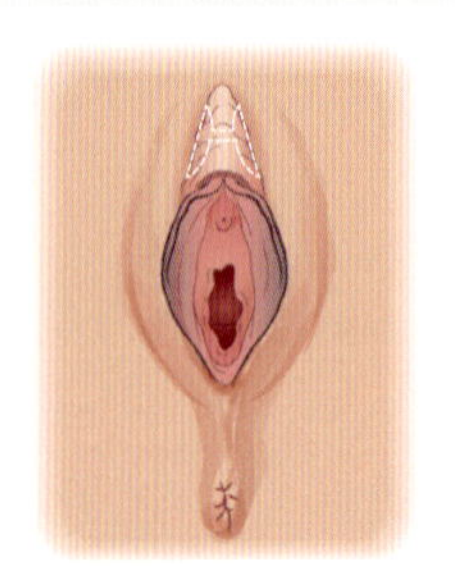

（a）手術デザイン（正面）

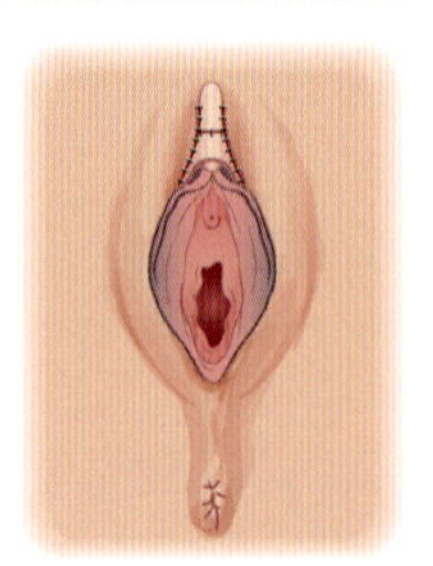

（b）縫合後（正面）

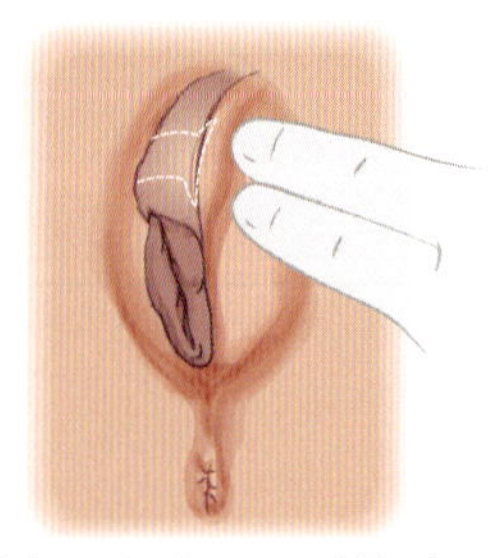

（c）手術デザイン（側面）

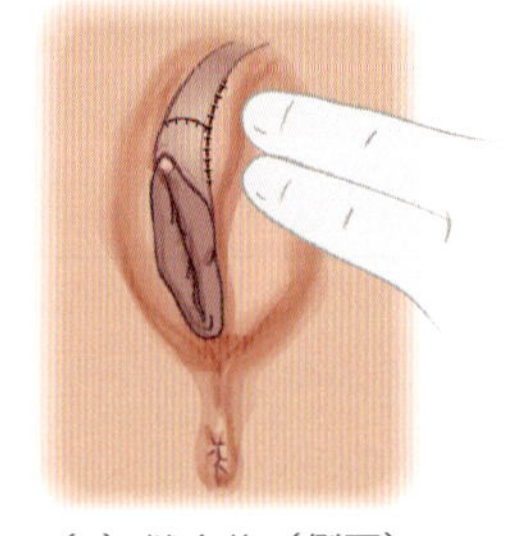

（d）縫合後（側面）

図2　デザインⒷ：H型切除

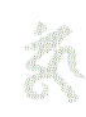

●デザインⒸの適応

横方向に余剰皮膚が大きい症例。副皮切除術と同様である。ピンチテストを行い，テンションがかからない程度に切除幅を決定する。縫合線が外側にくるため瘢痕は目立ちにくい[5]（➔図3）。

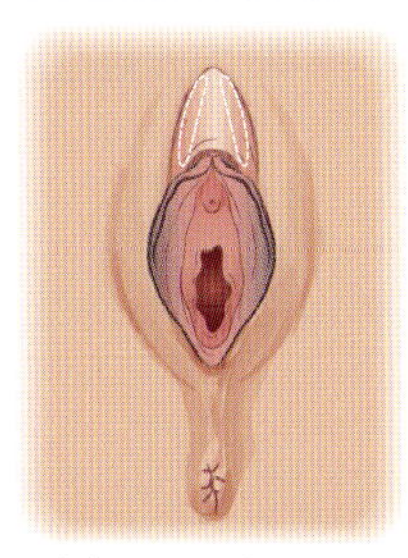
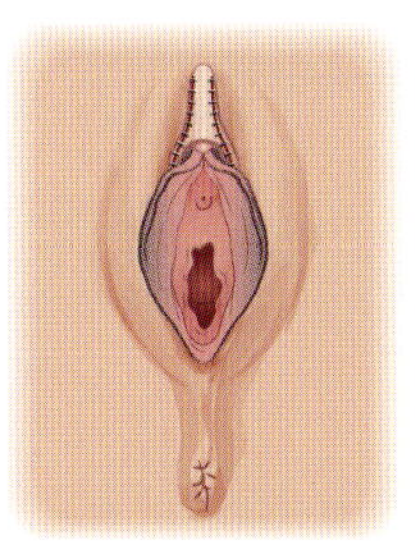
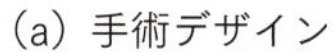

（a）手術デザイン　（b）縫合後

図3　デザインⒸ：外側切除

手術方法

1）デリケートな部位のため，局所麻酔に加え，吸入麻酔や静脈麻酔を併用することが望ましい。患者体位は低砕石位とする。局所麻酔は30〜32G針にて1〜3mLを粘膜下に局注する。

2）メスで切開を加え，デザインⒶでは全層切除，デザインⒷⒸでは2〜3mmの深さにある深筋膜〔バック（buck）筋膜〕上まで剪刀を用いて切除する。陰核亀頭の付近になると，陰核亀頭を支配する陰核背神経・血管束が深筋膜下に存在するため，陰核の近くを操作する際には，切開が深くならないように注意する（➔図4）。デザインⒷでは無理なく縫合できるように皮弁を十分に挙上することで，傷にテンションがかかりにくく瘢痕形成を最小限とすることができる。

　止血はバイポーラを用いて，最小限の出力で行う。陰核小帯周囲は血流が豊富なため丁寧に止血する。

3）5−0もしくは6−0吸収糸にて埋没縫合する。表面は抜糸時の痛みを考慮し，できれば吸収糸にて縫合する。著者は，皮下および表層を5−0バイクリルラピッド™（ジョンソン・エンド・ジョンソン社）で縫合している。バイクリルラピッド™での縫合の場合は3週間程度で糸が脱落するため，希望がなければ抜糸は不要である。非吸収糸を用いる場合は1週間後を目安に抜糸する。抜糸は，他部位と比較して特に痛みが伴いやすいため，愛護的に行う。

3. 陰核包茎手術（陰核包皮縮小術）

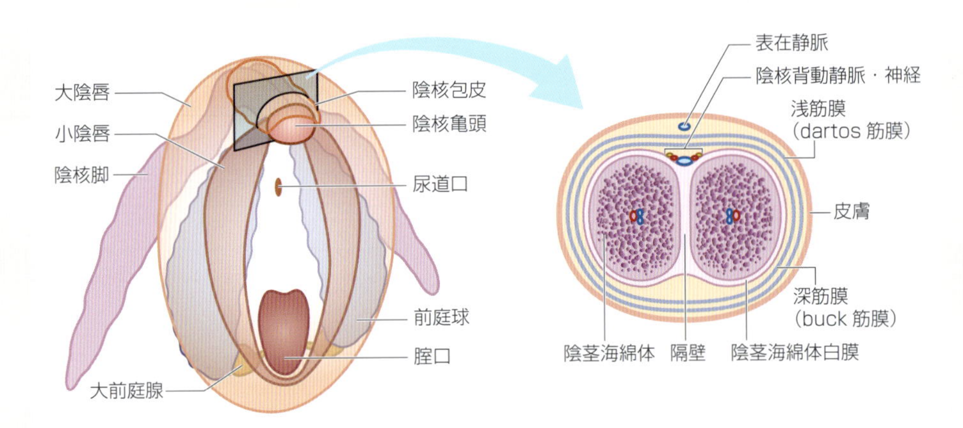

図4　陰核亀頭付近の断面図
（Placik OJ: Clitoral hood reduction techniques. Female Cosmetic Genital Surgery: Concepts, Classification and Techniques, edited by Hamori C, et al, pp89–112, Thieme Medical Publishers, 2016をもとに作成）

症例供覧

症例①：21歳，女性

外観の改善を希望され，小陰唇縮小術と陰核包茎手術を行った。陰核包皮横方向の余剰は少なく，遊離縁切除を行った。良好な形態が得られ，満足している。

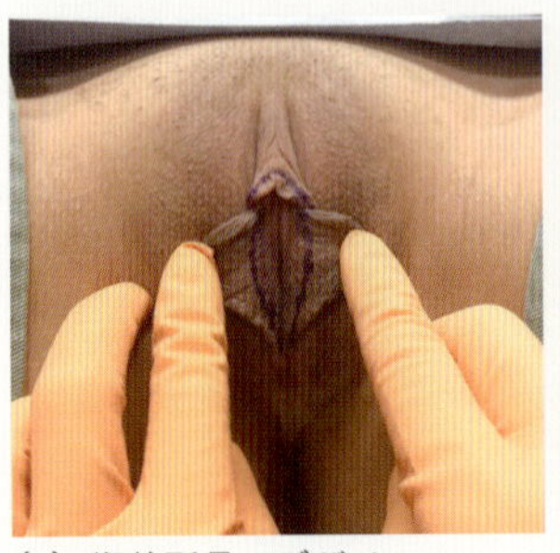
(a) 術前所見・デザイン

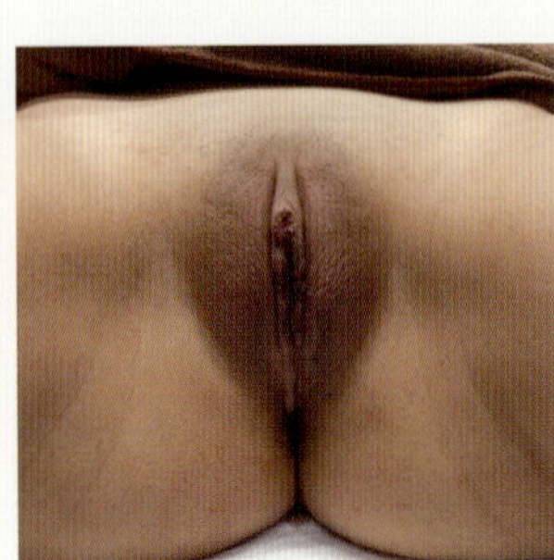
(b) 術直後の所見

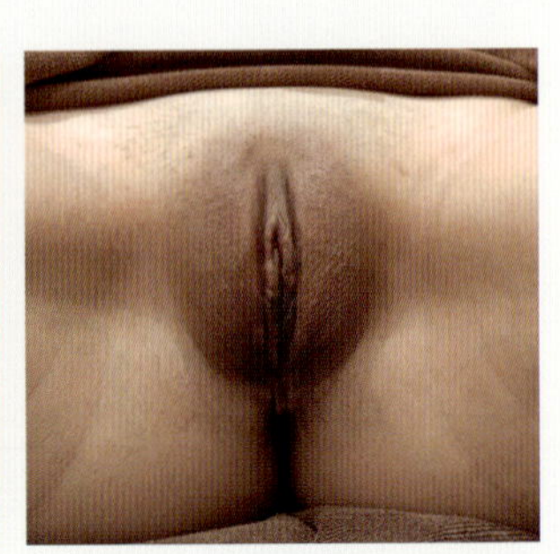
(c) 術後1カ月の所見

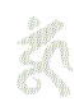

症例②：28歳，女性

5年前に他院にて小陰唇縮小術を施行されたが，小陰唇の取り残しと陰核包皮が目立つため，修正術を希望して来院した。特に立位時，正面から見た時に陰核包皮が大陰唇から突出しているのが気になるとのことであった。

初診時，典型的なペニス様変形を来たしていた。全方向に陰核包皮のたるみを認めたため，H型に切除した。また，不自然に残存していた小陰唇前部も同時に切除した。

初診時より陰核亀頭が露出しており，物理的刺激による痛みや違和感はなかった。

術直後より陰核包皮の突出は改善された。術後1カ月には全体的にすっきりとした印象となり，瘢痕も目立たず満足を得られている。

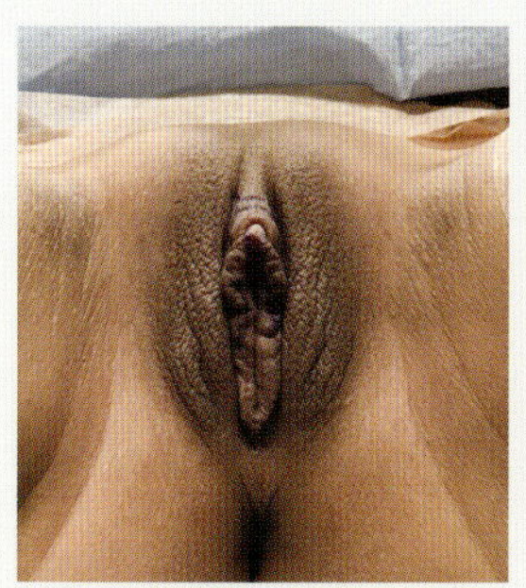

(a) 術前所見・デザイン(砕石位正面)

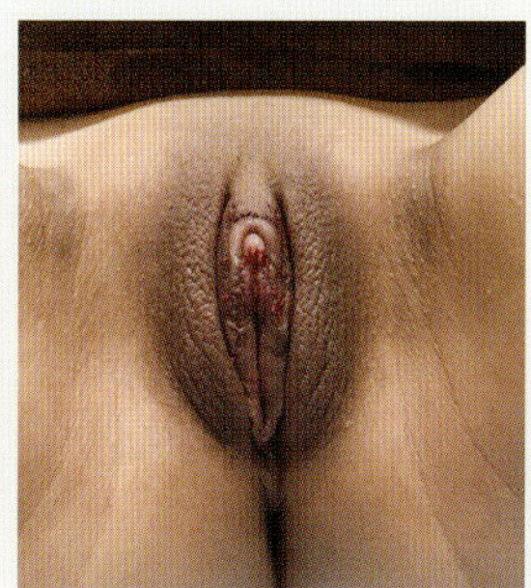

(b) 術直後の所見（砕石位正面）

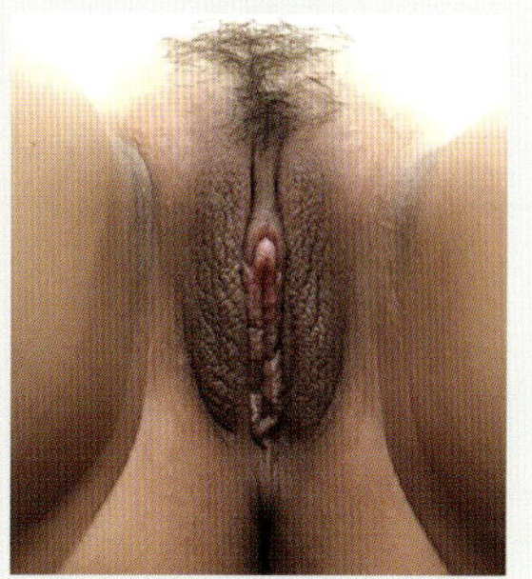

(c) 術後1カ月の所見（砕石位正面）

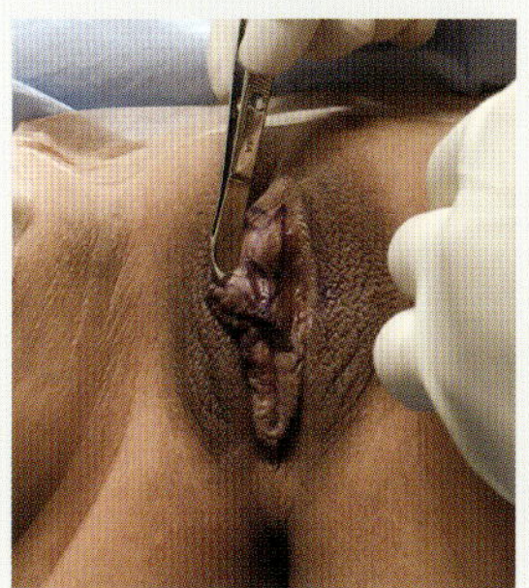

(d) 術前所見・デザイン(砕石位斜位)

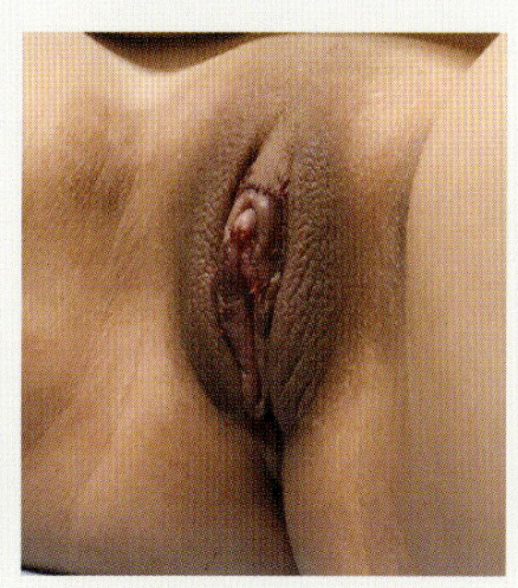

(e) 術直後の所見（砕石位斜位）

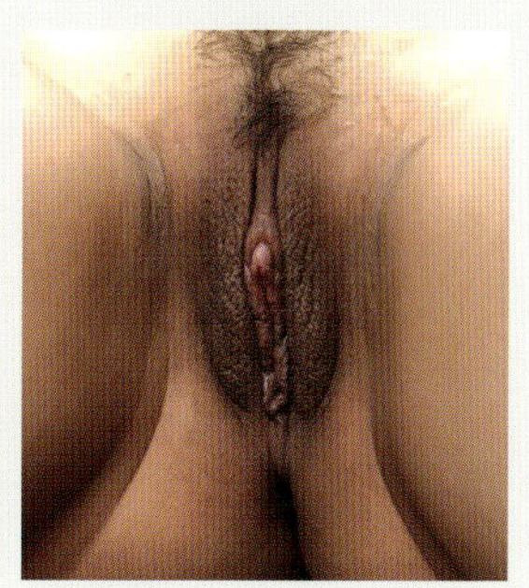

(f) 術後1カ月の所見（砕石位斜位）

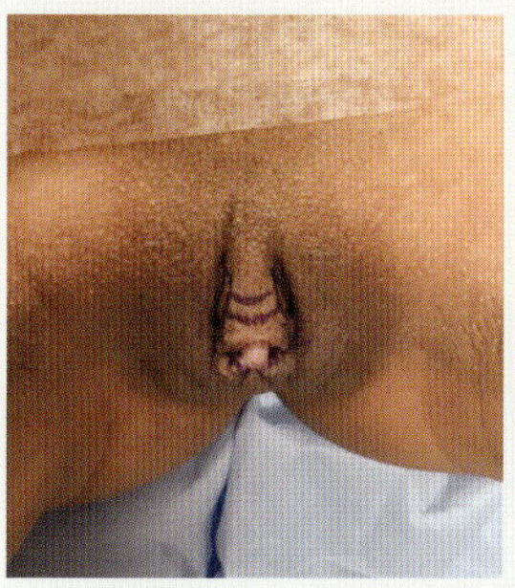

(g) 術前所見・デザイン（砕石位腹側から見た所見）

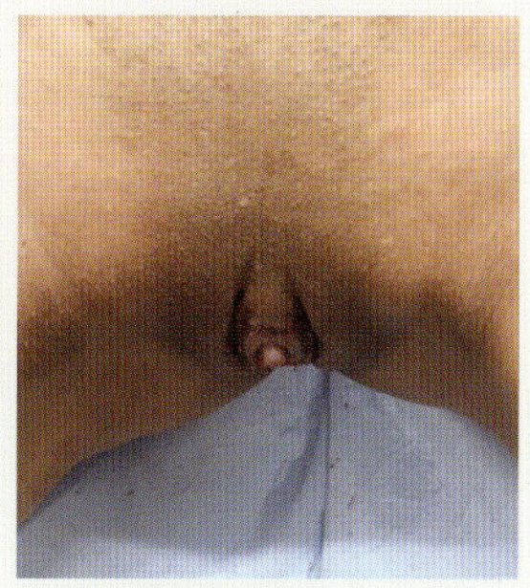

(h) 術直後の所見（砕石位腹側から見た所見）

Ⅲ 術後管理

■抗生剤含有軟膏，鎮痛剤，抗生剤，胃薬の処方を行う。
■術後は，血腫・疼痛予防を目的に48時間のガードル着用および冷却を行う。
■術翌日より，シャワー浴による創部の石鹸洗浄と抗生剤含有軟膏塗布を開始する。
■術後1週間は，抗生剤含有軟膏はこまめに外用し，強い圧迫や擦れるなどの刺激，飲酒，喫煙は避ける。
■入浴は2週間後から可。
■激しい運動・性交渉は1カ月後から可。
■術後1週に再診とする。

Ⅳ 合併症

主な合併症

疼痛，感染，出血，血腫，左右差，創傷治癒遅延，吸収糸の早期脱落，色調の不一致，創離開，遅発性疼痛，瘢痕，瘢痕拘縮，性交痛，感覚の変化（感覚過敏・感覚鈍麻），凹凸，過剰切除，薬剤アレルギーなどが挙げられる。

特に術後3～4週間は陰核の感覚が鋭敏になることが多く，術前に十分に説明をしておく。

陰核包茎の再発率は50％以上と比較的高いため[6]，この点についても十分に説明し，了承を得ておく。

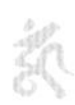

引用文献

1) Ostrzenski A: Clitoral subdermal hoodoplasty for medical indications and aesthetic motives. A new technique. J Reprod Med 58: 149-152, 2013
2) Gress S: Composite reduction labiaplasty. Aesthetic Plast Surg 37: 674-683, 2013
3) Dobbeleir JM, et al: Aesthetic surgery of the female genitalia. Semin Plast Surg 25: 130-141, 2011
4) Gress S: Composite reduction labiaplasty. Aesthetic Plast Surg 37: 674-683, 2013
5) Placik OJ, et al: A prospective evaluation of female external genitalia sensitivity to pressure following labia minora reduction and clitoral hood reduction. Plast Reconstr Surg 136: 442e-452e, 2015
6) Smith YR, et al: Vulvar lichen sclerosus: pathophysiology and treatment. Am J Clin Dermatol 5: 105-125, 2004

4. 大陰唇形成術・縮小術

佐野　仁美

I　大陰唇形成術・縮小術とは

大陰唇は小陰唇や腟の両側に位置し，主に脂肪組織により構成される。大陰唇形成術・縮小術は，加齢や体重減少後のたるみと垂れ下がり，発達した大陰唇の整容・機能を改善する目的で行われる。症例数の比較的少ない手術である。

適応となる症例は，加齢や体重減少によって大陰唇のハリが失われることで，皮膚や皮下組織が萎縮し，シワが目立つようになるパターン[1]と，皮膚のみならず皮下組織がもともと厚く盛り上がっているパターン[2]の2パターンに大別される。前者は比較的年齢が高い世代，後者は若い世代に多い。国内で治療を希望する症例は主に前者である。

大陰唇の皮膚の下垂が強い症例では，性交渉時に巻き込まれたり，バイクや自転車乗車時にこすれたりする不快感や痛みが問題となるほか，臭いや感染症など衛生面でも問題となる。大陰唇がもともと発達している症例では，タイトな下着や水着着用時の盛り上がりと中央にスジが入ったようになるなどの形態が問題となる[2]。

大陰唇萎縮について，Fasolaら[3]は外観や症状から，下記のような分類を報告した(➔表)。

Fasola分類のStage Ⅰに該当するような萎縮が軽度の症例では，高周波医療機器[4)~6)]，ヒアルロン酸注入[3]，脂肪移植[7]が適応となる。Stage Ⅲの重度の症例では，大陰唇縮

表　Fasola分類（2016）

	皮下組織	皮　膚	症　状
ステージⅠ：軽度（早期）	軽度の萎縮。通常，脂肪組織の分布は対称である。	皮膚萎縮は認めないもしくは軽度。浅いシワを認める場合がある。	通常，症状はない。体重減少によることがある。
ステージⅡ：中等度	中等度の萎縮。脂肪組織の分布が非対称の場合がある。	中等度の皮膚弛緩。シワを認める。	乾燥感，性交痛，疼痛を認める場合がある。
ステージⅢ：重度	重度の萎縮。脂肪組織の分布が非対称であることが多い。	重度の皮膚弛緩と深いシワ	通常，乾燥感，性交痛，疼痛などの症状がある。

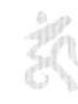

小術が適応となる。また患者の希望に応じて，ヒアルロン酸注入や脂肪移植を併用することで，よりボリュームのあるふっくらした仕上がりとなる。StageⅡの症例は，本人の希望や程度によって判断する。

大陰唇が発達した症例に脂肪吸引をすると，かえって皮膚のたるみが目立つことがあるため，脂肪吸引の適応とはならない。

また，小陰唇や副皮・陰核包茎の手術も同時に希望する場合は，まず大陰唇形成術・縮小術を行った後にバランスを見ながら，その他の手術を行うと整容的に良い結果が得られやすい。

Ⅱ 手術手技

適 応

①大陰唇の中等度〜高度のたるみ・シワ

②大陰唇のボリュームを軽減したい症例

適応注意

①婦人科系の感染症

②悪性腫瘍

③妊娠中

④急激なダイエット（体重減量）の予定

⑤血液凝固障害

⑥局所の炎症性疾患（重度のアトピー性皮膚炎や硬化性苔癬など）

準 備

小陰唇形成術・縮小術に準ずる（➔本書41頁）。

デザイン

縫合線を大陰唇と小陰唇の境に位置する溝（陰裂）に沿うようにデザインする方法（デザインⒶ）[2]と，大陰唇内にデザインする方法（デザインⒷ）[8)9)]がある。

デザインⒶは，瘢痕が陰裂と一致し，奥に隠れるため目立たず整容面に優れる。瘢痕が目立たない治療を希望する症例が多いため，著者はほとんどの症例をこのデザインで行っている。注意点としては，大陰唇の有毛部が本来毛の少ない領域である小陰唇との境界付近まで牽引されるため，後に脱毛が必要となることである。このため，有毛部の位置が移動することを事前に説明する必要がある。Iラインの脱毛後や脱毛予定の症例は良い適応となる。

デザインⒷは，瘢痕が大陰唇直上にできるため目立ちやすいが，切除範囲を比較的自由に設定できるため，たるみの強い症例や，陰毛が白髪で術後に医療用レーザーによる脱毛が困難な症例に適応となる。

いずれのデザインも切除幅が大きいと陰唇や膣など大陰唇の内側が露出し，整容面や膣の乾燥が問題となるため注意が必要である。たるみが強い場合は切除幅を大きくするのではなく，高周波医療機器，ヒアルロン酸注入，脂肪移植の併用を提案する。

●デザインⒶ

1) 陰核包皮上部の高さから，大陰唇粘膜側の陰核包皮および小陰唇との境の溝（陰裂）に沿って，膣口の高さまでラインを引く。
2) ラインの上部から弓状にカーブを描くようにラインを描き下ろし，最初に引いたラインにつなげる。
3) 大陰唇の内側に縦方向の傷が隠れるようにデザインする（➔図1）。
4) 切除幅は，つまんで創部にテンションがかからない程度，切除ラインが立位時の大陰唇内側下端より外側とならない程度に留める。たるみの程度によるが，通常10mm以内とする。
5) 有毛部の位置が変化するため，術後に脱毛が必要な症例ではその旨を事前に伝えておく。

●デザインⒷ

1) 前陰唇交連から5～10mmほど上方の高さから，切除ラインを膣口下端より5～10mmほど肛門側の高さまでまっすぐにラインを引く。
2) ラインの上部から外側に弓状にカーブを描くようにラインを描き下ろし，最初に引いたラインにつなげる（➔図2）。
3) 縦横の切除幅はたるみの状態により決定するが，横幅は，つまんで創部にテンションがかからない程度に留める。

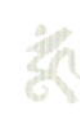

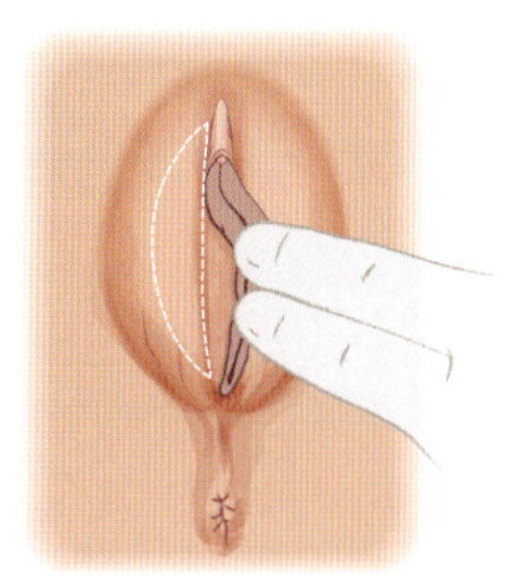

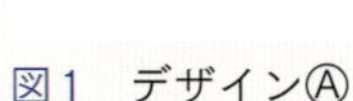

図1　デザインⒶ

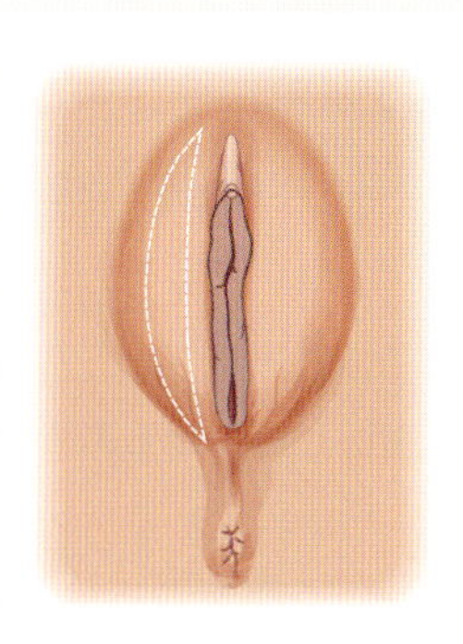

図2　デザインⒷ

手術方法

1)局所麻酔だけでも十分な鎮痛を得られる場合が多いが，必要に応じて吸入麻酔や静脈麻酔も併用する。患者体位は低砕石位とする。30～32G針にて片側5～10mLの局所麻酔薬を皮下に局注する。

2)デザインに沿って皮膚のみを切除する（➔図3）。皮下に白い皮膜に包まれたfat padを認めるが，神経終末や血管が密集しているため，損傷しないように注意する。Fat padが大きく切除が必要な症例は静脈麻酔下で行う。特にfat pad切除例では出血も多いため，丁寧に止血する。切除幅が大きく縫合時に創縁にテンションがかかる場合は，テンションが解除される程度に皮下剥離（undermine）を行う。

3)皮下を4－0か5－0吸収糸で連続もしくは単真皮縫合を行う（➔図4）。表層を5－0か6－0ナイロン糸もしくは吸収糸で縫合する（➔図5）。著者は，皮下を5－0バイクリル®（エチコン社），表層を5－0バイクリルラピッド™（エチコン社）で縫合している。バイクリルラピッド™での縫合の場合は2～3週間程度で糸が脱落するため，希望がなければ抜糸は不要である。非吸収糸を用いる場合は1週間後を目安に抜糸する。

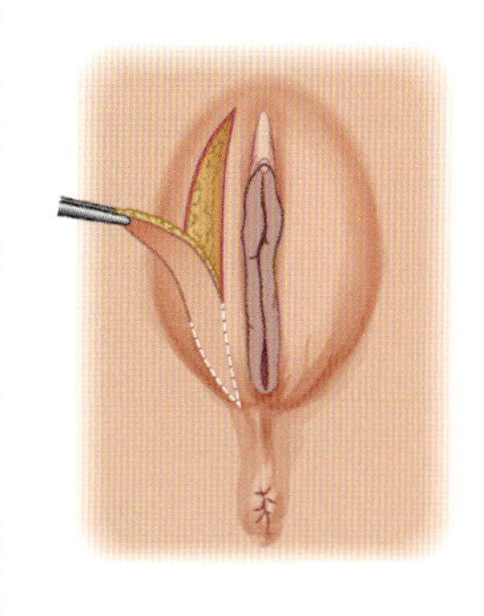

図3　皮膚のみの切除

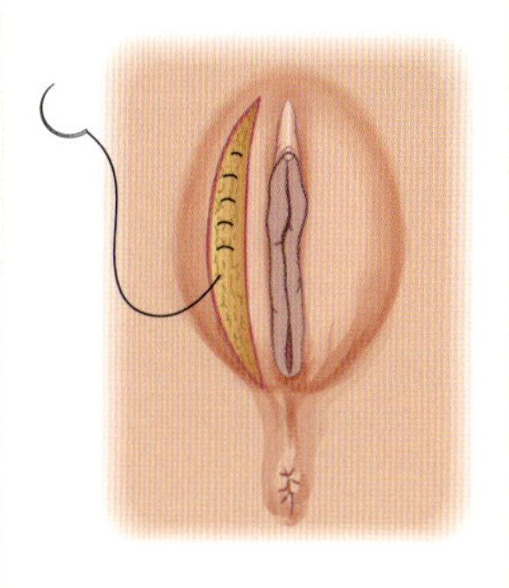

図4　皮下の縫合

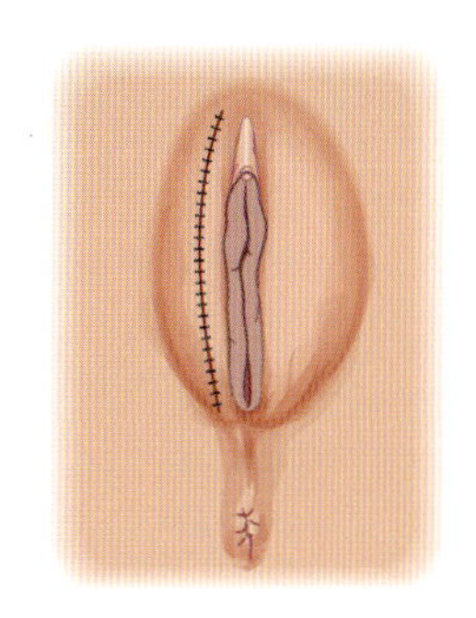

図5　縫合後

4. 大陰唇形成術・縮小術

症例供覧

症例①：46歳，女性

趣味のロードバイク乗車時に大陰唇の圧痛を自覚していたが，加齢とともに大陰唇のたるみが出現し，圧痛が悪化したため，大陰唇縮小術を希望して来院した。また大陰唇縮小により小陰唇が圧迫されることが懸念されたため，同時に大陰唇縮小術および小陰唇縮小術を施行した。たるみが高度なため大陰唇の最大切除幅は20mmとした〔(b) 切除部を紫のラインでデザイン，大陰唇外側を赤のラインでマーキングしている〕。術後1カ月，良好な形態が得られ，ロードバイク乗車時の疼痛も改善された。

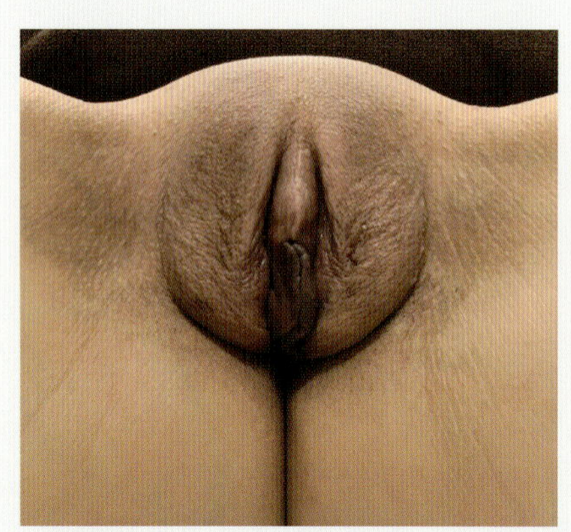

(a) 術前所見

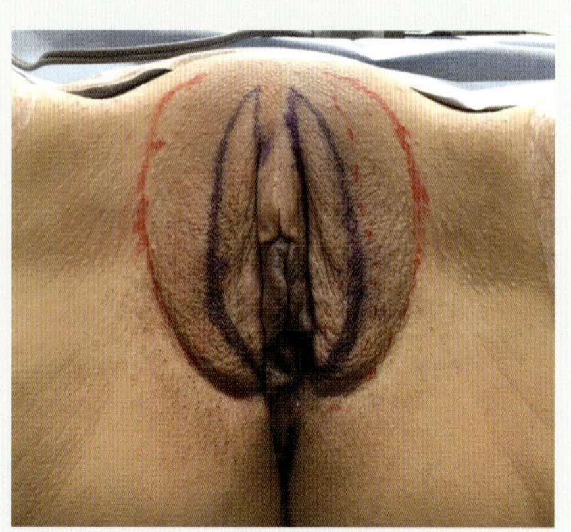

(b) デザイン

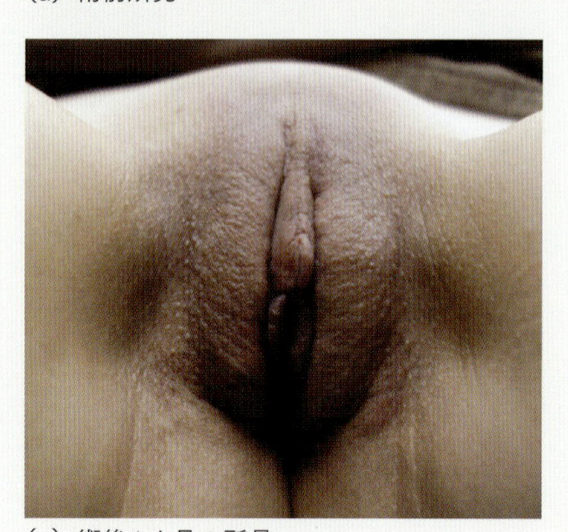

(c) 術後1カ月の所見

症例②：45歳，女性

脱毛後に大陰唇のたるみが気になり，治療を希望して来院した。大陰唇縮小術および脂肪移植による大陰唇形成術を施行した。大陰唇の最大切除幅は10mmとした。脂肪移植（下腹部より採取）は左右各6mLとした。術後1カ月，ふっくらとした若々しい印象となった。

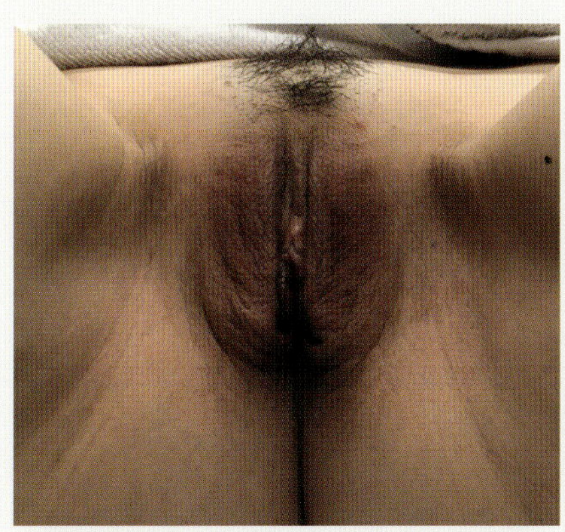

（a）術前所見

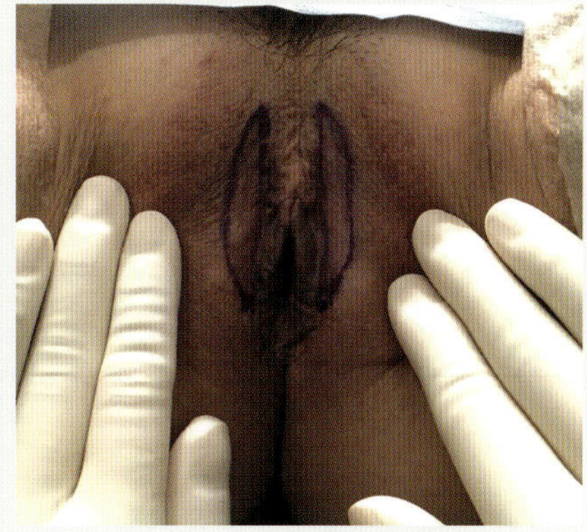

（b）デザイン

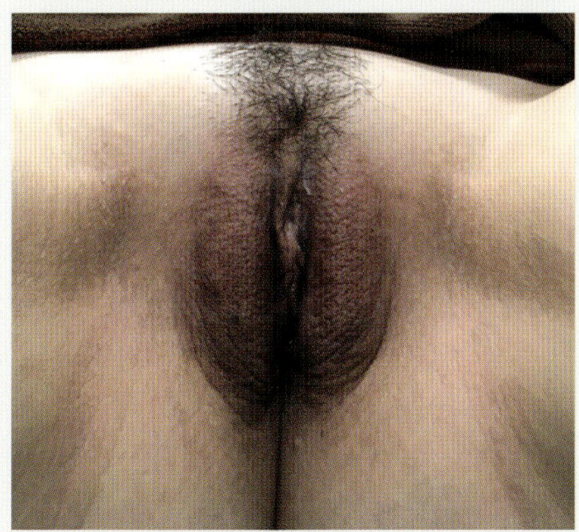

（c）術後 1 カ月の所見

4. 大陰唇形成術・縮小術

症例③：46歳，女性

下着着用時の外陰部の違和感とたるみを主訴に来院した。大陰唇のたるみと軽度の小陰唇肥大を認め，大陰唇縮小術および脂肪移植による大陰唇形成術，小陰唇縮小術，副皮切除術を施行した。大陰唇の最大切除幅は10mmとした。脂肪移植（下腹部より採取）は左右各5mLとした。術後2週間，良好な形態が得られた。

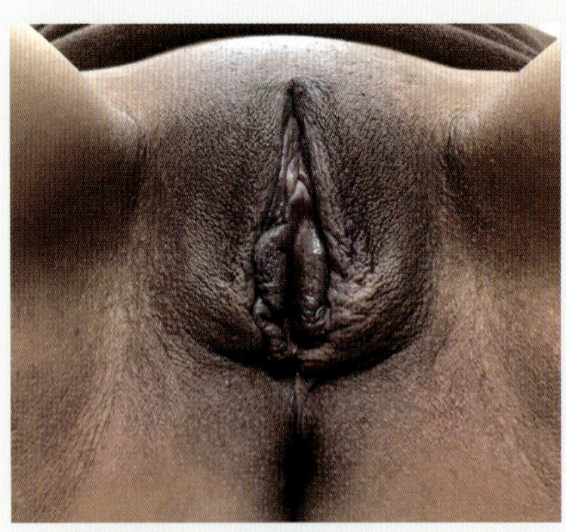
(a) 術前所見

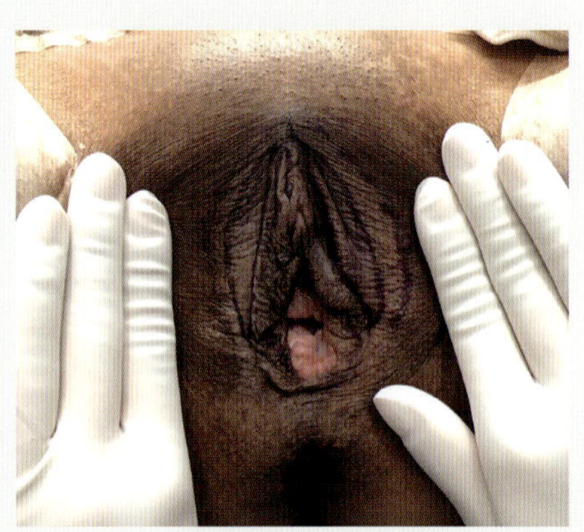
(b) デザイン

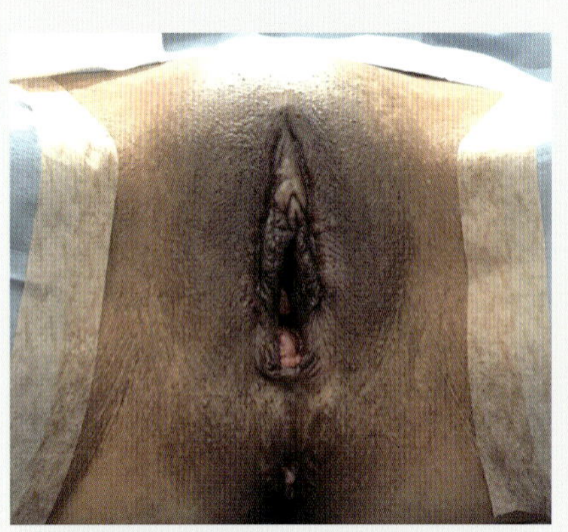
(c) 術中所見（大陰唇縮小術後）

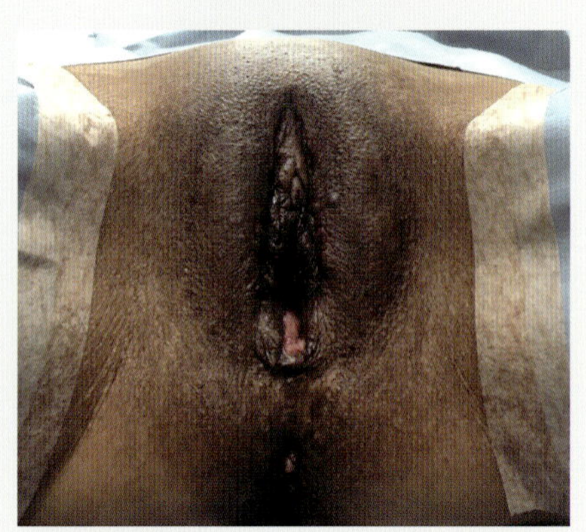
(d) 脂肪移植後の所見

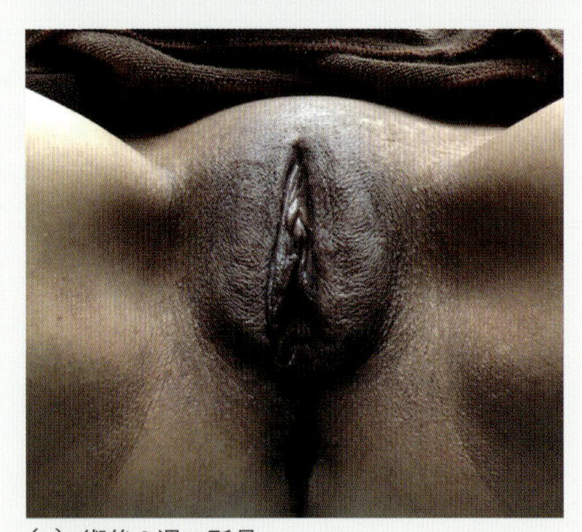
(e) 術後2週の所見

Ⅲ　術後管理

■抗生剤含有軟膏，鎮痛剤，抗生剤，胃薬の処方を行う。
■術後は，血腫予防を目的に48時間のガードル着用を行う。
■術翌日より，シャワー浴による創部の石鹸洗浄と抗生剤含有軟膏塗布を開始する。
■術後2〜3日間は，疼痛・腫脹の軽減目的に保冷剤などを用いて1回15分程度の冷却を指示する。
■術後1週間は，抗生剤含有軟膏をこまめに外用する。大きく足を開いたり，強い圧迫や擦れるなどの刺激，飲酒，喫煙は避ける。
■入浴は2週間後から可。
■激しい運動や手術部位が伸展されるような運動，および性交渉は1カ月後から可。
■術後1週に再診，抜糸とする。

Ⅳ　合併症

主な合併症

疼痛，腫脹，感染，出血，皮下血腫，左右差，創傷治癒遅延，吸収糸の早期脱落，創離開，有毛部の位置の変化，縫合した部位同士の色調や質感の不一致，瘢痕，瘢痕拘縮，感覚過敏，凹凸，過剰切除，小陰唇・腟口の露出やそれに伴う乾燥感，薬剤アレルギーなどが挙げられる。特に過剰切除による腟口の露出は乾燥感や違和感の原因となり，患者のQOLを著しく下げるため注意する。また瘢痕がやや目立ちやすい部位である。

有毛部の位置変化は永久脱毛を行うことで対応が可能である。術後に脱毛が必要となる可能性がある場合はあらかじめ伝えておく。

色調や質感は6カ月〜1年程度でなじんで気にならなくなることが多い。感覚過敏は1カ月程度続くことがあるが，ほとんどの場合は自然に改善する。

4. 大陰唇形成術・縮小術

引用文献

1) Salgado CJ, et al: Use of dermal fat graft for augmentation of the labia majora. J Plast Reconstr Aesthet Surg 65: 267-270, 2012
2) Alinsod RM: Labia majora reduction surgery: majoraplasty. Female Cosmetic Genital Surgery: Concepts, Classification and Techniques, edited by Hamori CA, et al, pp76-87, Thieme Medical Publishers, 2016
3) Fasola E, et al: Labia majora augmentation with hyaluronic acid filler: technique and results. Aesthet Surg J 36: 1155-1163, 2016
4) Alinsod RM: Transcutaneous temperature controlled radiofrequency for orgasmic dysfunction. Lasers Surg Med 48: 641-645, 2016
5) Magon N, et al: The revolutionary technology for vulvovaginal rejuvenation and noninvasive management of female SUI. J Obstet Gynaecol India 66: 300-302, 2016
6) Qureshi AA, et al: Nonsurgical vulvovaginal rejuvenation with radiofrequency and laser devices: a literature review and comprehensive update for aesthetic surgeons. Aesthet Surg J 38: 302-311, 2018
7) Salgado CJ, et al: Use of dermal fat graft for augmentation of the labia majora. J Plast Reconstr Aesthet Surg 65: 267-270, 2012
8) Alter GJ: Management of the mons pubis and labia majora in the massive weight loss patient. Aesthet Surg J 29: 432-442, 2009
9) Alter GJ: Pubic contouring after massive weight loss in men and women: correction of hidden penis, mons ptosis, and labia majora enlargement. Plast Reconstr Surg 130: 936-947, 2012

5. 傷をきれいに仕上げる一工夫 ～ボンドアウト法～

佐野　仁美

I　合成皮膚接着剤とは

合成皮膚接着剤とは，医療目的に開発された皮膚用の接着剤の総称である。本邦では2003年3月に2－オクチルシアノアクリレートを主成分としたダーマボンド™HV（エチコン社）が発売された（➔図1）。本剤はシアノアクリレートモノマーが水分付加により重合し，硬化する性質を利用している[1)]。この原理を利用した皮膚接着剤の開発は1970年代から試みられてきたが，毒性や張力の問題で実用化に至らなかった。その後，化学精製技術の進歩により安全性や実用性が確立され，現在では米国食品医薬品局（FDA）の認可も得られ，さまざまな分野の臨床現場で広く使用されている[2)]。

合成皮膚接着剤は，①比較的手技が簡便，②手術時間を短縮できる，③汚染リスクを軽減できる，④術後疼痛を軽減できる，⑤抜糸が不要，⑥創の観察が常時可能，⑦ガーゼやドレッシング剤が不要，⑧縫合糸痕を残さず整容面で優れるなど，利点が多い[3)～8)]。また，4－0ナイロン糸と比較しても同等の強度があり[4)]，合併症の発症頻度や創傷治癒に差はないとされる[5)8)]。

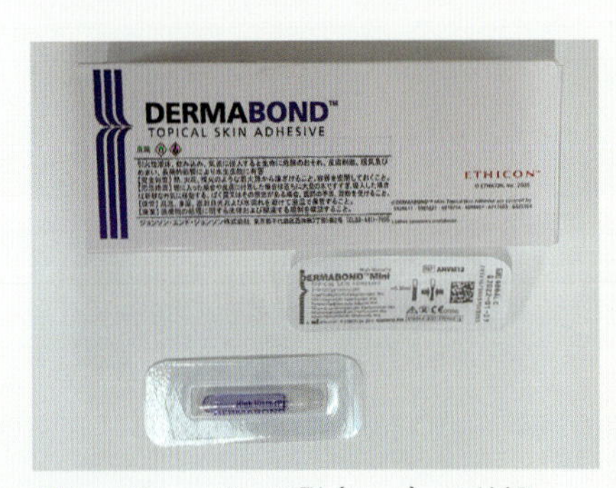

図1　ダーマボンド™（ミニ）の外観

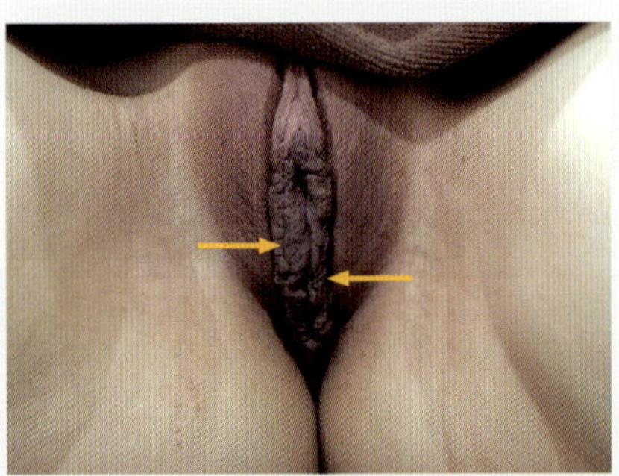

図2　他院で合成皮膚接着剤を使用した小陰唇縮小術が施行された症例
創全体にわたって線状陥凹を伴う。修正手術を希望して当院に来院した。

合成皮膚接着剤は，上記のような利点から婦人科美容・形成医療分野でも広く使用されている。しかし，小陰唇粘膜は非常に内反しやすい特徴をもち，その使用に際しては特に注意が必要である。著者は，他院で施術された小陰唇縮小術後の瘢痕が，創全体にわたって線状陥凹を伴い小陰唇辺縁が不自然に厚ぼったく変形した症例を複数経験した（➔図2）。これらの変形は，創縁が内反した状態で合成皮膚接着剤を用いて閉創を試みた結果と考えられる。

本項では，合成皮膚接着剤の利点を活かしつつ，このような変形を予防するために著者が行っている工夫：ボンドアウト法について解説する。

Ⅱ　ボンドアウト法

ボンドアウト法は，合成皮膚接着剤を用いて皮膚・粘膜断端を内反させることなく閉創する方法である。小陰唇縮小術や副皮切除術および大陰唇縮小術などさまざまな手術に適用可能である。

適　応

①ケロイド体質
②術後疼痛や抜糸時の疼痛の軽減を希望する症例

適応注意

①婦人科系の感染症
②悪性腫瘍
③シアノアクリレートまたはホルムアルデヒドアレルギー
④血液凝固障害
⑤局所の炎症性疾患（重度のアトピー性皮膚炎や硬化性苔癬など）

準　備

各手術の基本セットに加えて，縫合針〔外科用強弯角針（17mm）〕，6−0ナイロン切り糸，モスキート鉗子4本，合成皮膚接着剤を準備する（➔図3）。

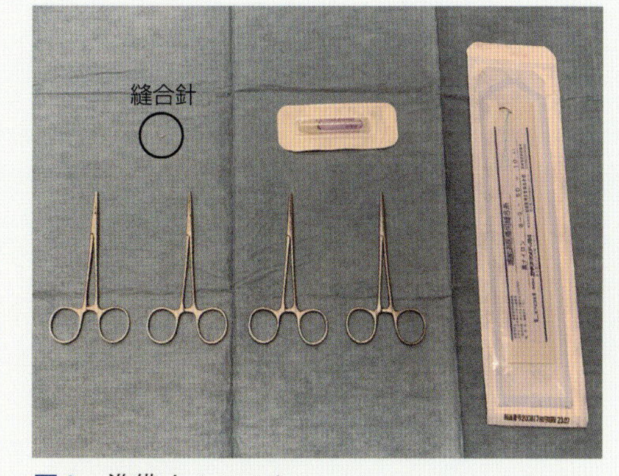

図3　準備するセット

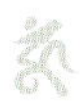

5. 傷をきれいに仕上げる一工夫～ボンドアウト法～

手術方法

1)各手術の埋没縫合までを手順通りに行う。

2)硬く絞った生理食塩水を含浸させたガーゼで丁寧に創周囲を拭く。

3)創縁から2mm程の部位3～4カ所に6－0ナイロン糸をかける。ナイロン糸の断端にはモスキート鉗子を付けておく（➔図4）。

4)術者がややテンションをかけるようにナイロン糸を保持し，助手が創縁に合成皮膚接着剤を塗布する。著者が使用しているダーマボンドTMミニは，①薬液の入ったガラスアンプル，②アンプルを覆うチューブ，③先端のチップでできている（➔図5）。使用時は，アプリケーターの先端を上に向け，アンプルの中間点を強く押さえて中のガラスアンプルを押しつぶす。

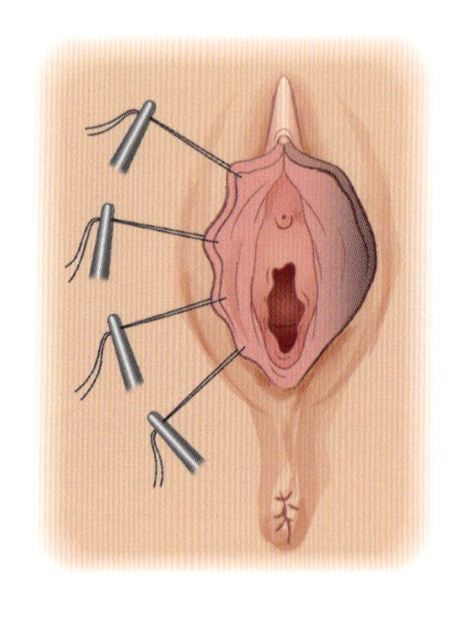

図4　ナイロン糸で牽引

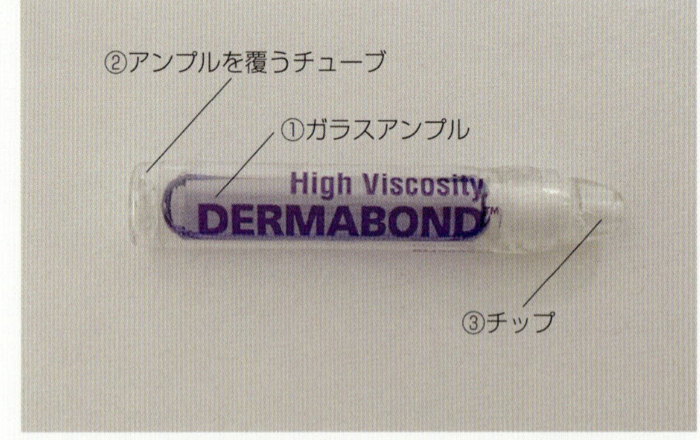

図5　ダーマボンドTMミニ

5)次に，アンプルを下向きに変え，チップを湿らす程度に合成皮膚接着剤を静かに押し出す。創傷縁部に薄く1層塗布する（➔図6）。

6)塗布した後，ナイロン糸を手際よく外す。その後，合成皮膚接着剤を最初に塗布した部位に重ねるように1～2層塗布する。その際，周辺組織に接着剤が付着しないように，助手が周辺組織を押さえるとよい（➔図7）。

7)塗布してから2分30秒で創部は接合され，完全密着される。最上部に粘着性が見られなくなったら，重合が完了したと考えてよい（➔図8）。

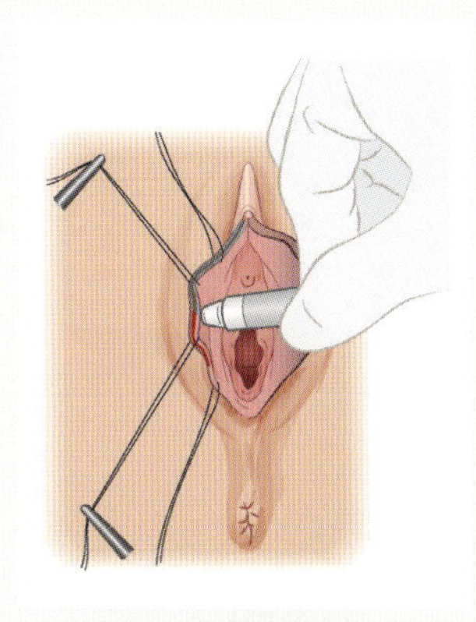

図6　合成皮膚接着剤の塗布

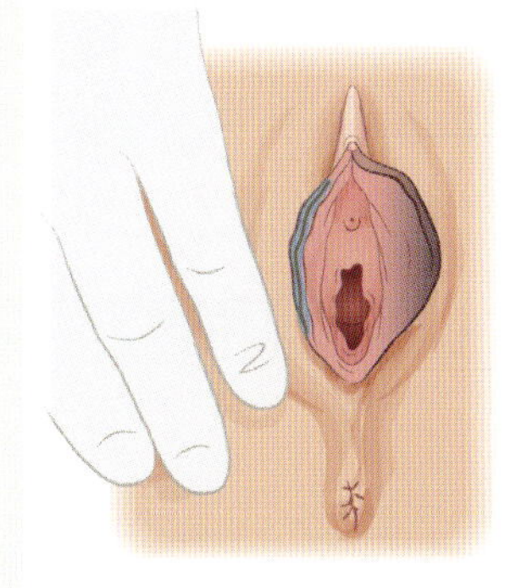

図7　接着剤を周囲に付着させないように注意

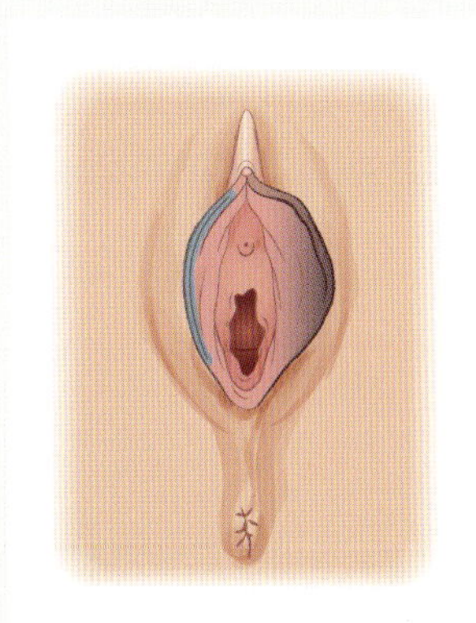

図8　重合の完了

症例供覧

症例①：22歳，女性

日常生活や運動時の痛みを主訴に来院した。術後，症状は改善し満足している。

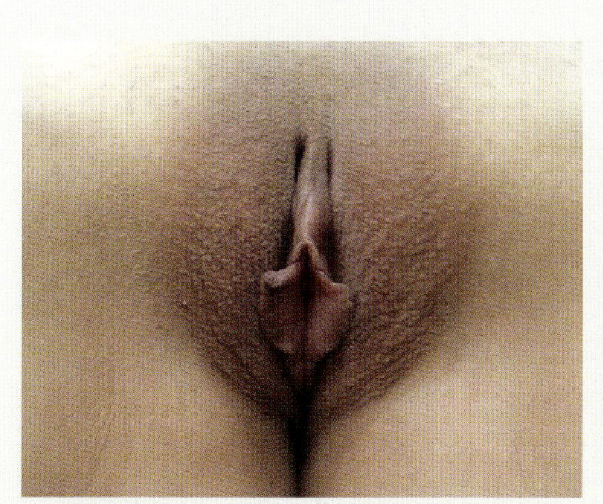

(a) 術前所見

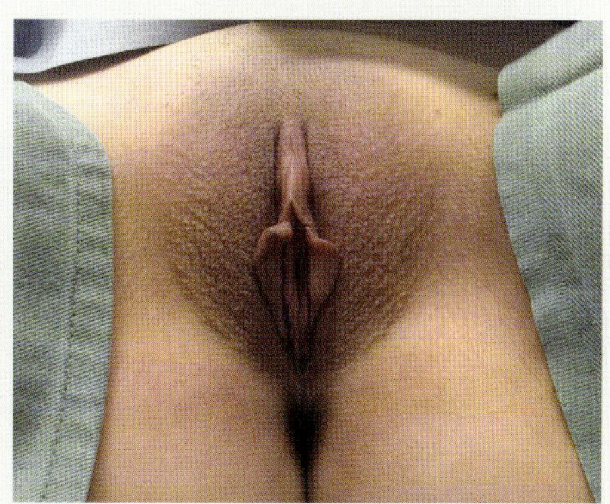

(b) デザイン

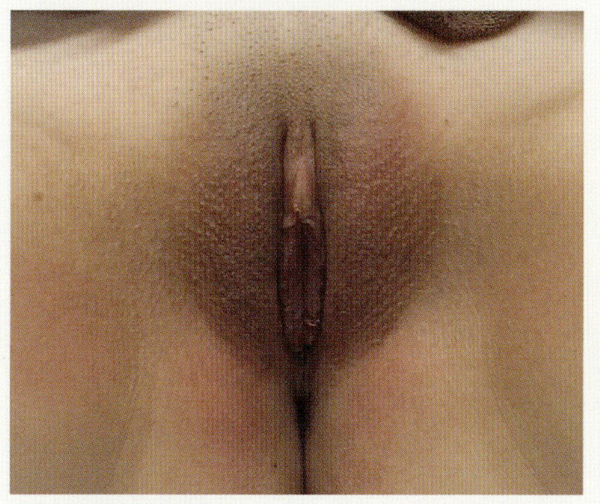

(c) 術直後の所見

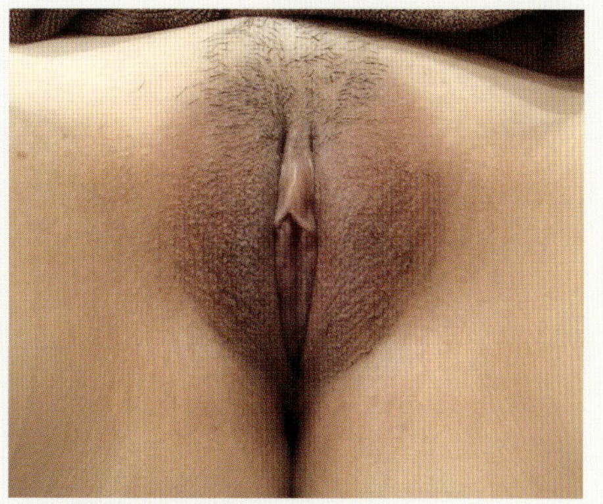

(d) 術後2週の所見

5. 傷をきれいに仕上げる一工夫 ～ボンドアウト法～

症例②：32歳，女性

外観と，垢がたまり臭いが気になることを主訴に来院した。小陰唇縮小術および副皮切除術を行った。術後9日目の時点で高い満足が得られ，術後1カ月にはさらに腫脹も取れ，自然に仕上がっている。

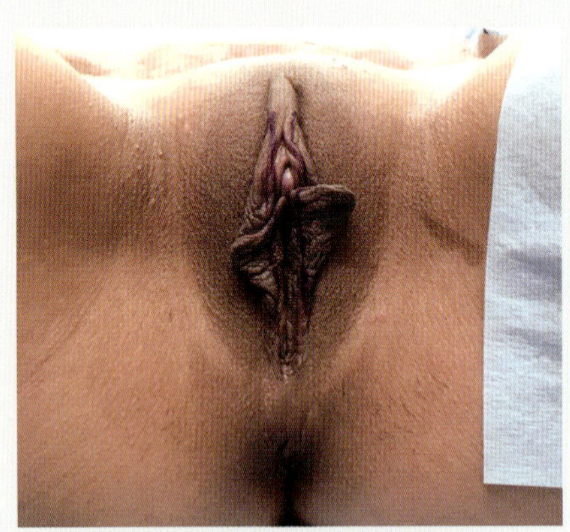

（a）術前所見

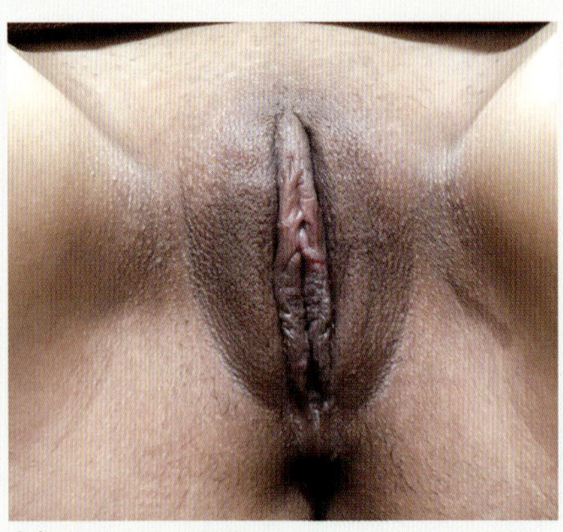

（b）術後9日の所見

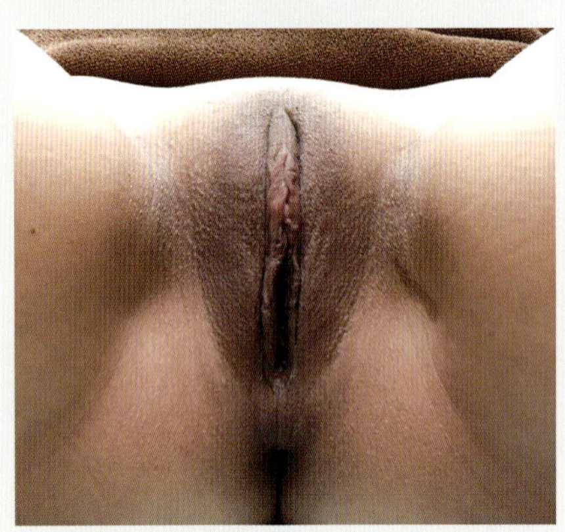

（c）術後1カ月の所見

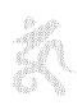

Ⅲ　術後管理

- 基本的に各手術の術後管理に従う。
- 手術翌日よりシャワー浴による創部の石鹸洗浄は可能だが，創は密閉されるため，抗生剤含有軟膏塗布は不要である。
- 術後1週に再診とするが，抜糸は不要である。

Ⅳ　合併症

主な合併症

早期剥離，薬剤アレルギー，接触性皮膚炎および接触性皮膚炎症候群

必要以上に厚く塗布したり，周辺組織に広く合成皮膚接着剤が付着すると，早期剥離の原因となるため注意する。塗布の際には乾ガーゼを用意しておき，塗りすぎた場合は，乾く前に手早く拭き取るとよい。

合成皮膚接着剤は2-オクチルシアノアクリレートを主成分とするため，付け爪や合板および絨毯などの接着剤として使用されるシアノアクリレートまたはホルムアルデヒドに対して過敏体質の患者はアレルギー反応を起こすリスクがある。使用に際しては，事前にアレルギーの確認が必要である。

皮下に合成皮膚接着剤が流入した場合に強い炎症反応を引き起こす可能性[9]が指摘されている。塗布時は創縁をしっかり密着させて，創内へ流入しないように留意する。

接触性皮膚炎[10]や全身に症状を伴う接触性皮膚炎症候群[11]の報告もある。合成皮膚接着剤が原因と考えられる皮膚炎症状が発生した場合は，できる限り早期に合成皮膚接着剤を剥離し，ステロイドの外用や内服を開始する。合成皮膚接着剤の剥離には，粘着性を弱める作用があるワセリンやアセトンを用いると，容易である。

5. 傷をきれいに仕上げる一工夫 ～ボンドアウト法～

引用文献

1) Quinn J, et al: Octylcyanoacrylate tissue adhesive versus suture wound repair in a contaminated wound model. Surgery 122: 69-72, 1997
2) Quinn J, et al: A randomized trial comparing octylcyanoacrylate tissue adhesive and sutures in the management of lacerations. JAMA 277: 1527-1530, 1997
3) Singer AJ, et al: A review of the literature on octylcyanoacrylate tissue adhesive. Am J Surg 187: 238-248, 2004
4) Shapiro AJ, et al: Tensile strength of wound closure with cyanoacrylate glue. Am Surg 67: 1113-1115, 2001
5) Gennari R, et al: A prospective, randomized, controlled clinical trial of tissue adhesive (2-octylcyanoacrylate) versus standard wound closure in breast surgery. Surgery 136: 593-599, 2004
6) Toriumi DM, et al: Use of octyl-2-cyanoacrylate for skin closure in facial plastic surgery. Plast Reconstr Surg 102: 2209-2219, 1998
7) 宮崎邦夫ほか：2-オクチルシアノアクリレート（DERMABOND®）を用いて閉創した，口唇裂術後瘢痕の整容的評価．日形会誌 31：349-352, 2011
8) 宮崎邦夫ほか：皮弁採取部の閉創における2-オクチルシアノアクリレートの有用性．外科治療105：491-494, 2011
9) 白石健ほか：犬における皮膚用接着剤DERMABONDの臨床応用．SURGEON 5：74-78, 2001
10) 古田加奈子ほか：ダーマボンドHVによる接触皮膚炎の4例．J Environ Dermatol Cutan Allergol 5：132-139, 2011
11) 太田邦明ほか：腹腔鏡下手術後DERMABONDによる接触性皮膚炎症候群の1例．日産婦内視鏡会誌 22：411-414, 2007

Column

外陰部の黒ずみと経験人数の関係性
―ピンク好き男性には「おばあちゃま」がおすすめ⁉―

佐野　仁美

外陰部の黒ずみの原因として遺伝や体質に加え，女性ホルモンの関与が示唆されている。妊娠中は，女性ホルモンの増加とともに乳輪・乳頭・外陰部に強い色素沈着が起こることも知られている。

臨床現場では，乳輪・乳頭・外陰部に外用剤，ピーリング，レーザー機器などで色調改善を図っても，生理が来ると元に戻ってしまうことがあり，他の部位よりも治療が難しい。もちろん下着のこすれなど物理刺激の影響もあるが，女性ホルモンの影響の方がずっと強い印象がある。その証拠に，女性ホルモンの影響がなくなった閉経後の乳輪・乳頭・外陰部はきれいなピンク色である。また，第二次性徴前の女児もピンク色である。成熟した健康女性は色素沈着していて当たり前なのである。

しかし，残念ながらこの事実はほとんど一般に認知されておらず，「経験人数が多いと色が濃くなる」といった誤情報が一人歩きしている。まったくもって迷惑な話である。小陰唇縮小術を希望するほとんどの女性が，黒ずみ部分をできる限りとることを希望される。男女ともにピンク色の幻想にとらわれているのである。

個人的には，生殖年齢の女性には「黒ずみは女性ホルモンが活発な証拠！」と胸を張ってもらいたいし，かわいいピンク色の乳輪・乳頭は「人生後半からのお楽しみ」でもよいと思う。どうしてもピンク色にこだわりたい男性陣もいるかもしれない。そんな方々には，あらためて声を大にして伝えたい。未成年は論外なので，選択肢として「おばあちゃま（酸いも甘いもかみ分けた先輩ご婦人）」をお勧めしたい。人生の機微にも通じた人間味に勝るものがあるだろうか？

近頃はそんな魅力的な先輩ご婦人も増えている。時代が変わるなら，私たちの考え方だってアップデートしていきたい。

6. ヒアルロン酸注入による大陰唇形成術

佐野　仁美

I　ヒアルロン酸とは

組織量の補充や輪郭形成を目的に注入される製剤を注入充填剤（フィラー：filler）と呼ぶ。フィラーは，注入手技が簡便で低侵襲，また早期に治療効果を得られることから幅広い分野で利用されている。

フィラーは吸収性製剤と非吸収性製剤に分類される。シリコン液やハイドロジェルなどの非吸収性製剤は，効果が永久的に持続する利点はあるものの，異物肉芽腫や変形など合併症が多く，近年では吸収性製剤が選択されることが多い[1)~3)]。吸収性製剤にはコラーゲン，ヒアルロン酸，カルシウムハイドロキシアパタイトなどがあり，それぞれの特性を活かして選択する[3)]。なかでもヒアルロン酸製剤は，生体適合性が極めて高く，アレルギー反応の発生率が低いため皮内テストが不要，ヒアルロン酸分解酵素製剤（ヒアルロニダーゼ）によって溶解可能，製剤の種類が豊富など，利点が多く，適応範囲が広いため使いやすい[4)5)]。

ヒアルロン酸は関節や皮膚など細胞外マトリックスに広く分布し，生体内に存在するため患者の安心感も高い。ヒアルロン酸製剤は主に非動物性の合成製剤が用いられ，架橋の程度や分子量および濃度により吸収期間や粘稠度が調節されている。加齢や体重減少による大陰唇の軽度から中等度のたるみやシワにはヒアルロン酸注入が良い適応となる。

本項では，ヒアルロン酸製剤を用いて大陰唇の外観を改善する注入法について解説する。

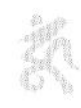

Ⅱ　注入手技

適　応

①大陰唇の軽度〜中等度のたるみ・シワ
②大陰唇のボリュームを増やしたい症例
③大陰唇縮小術の適応がある重度の症例で，ふっくらとしたボリュームがある仕上がりを希望する症例

適応注意

①ヒアルロン酸アレルギー
②妊娠中
③局所の手術後
④悪性腫瘍
⑤免疫疾患
⑥血液凝固障害
⑦局所の炎症性疾患（重度のアトピー性皮膚炎や硬化性苔癬など）
⑧婦人科系の感染症

ヒアルロン酸の種類・量と基本手技

Desirial Plus®（Vivacy社）などの大陰唇専用のヒアルロン酸製剤が発売されているが，一般的なヒアルロン酸製剤でも十分に治療可能である。唇などに使用される柔らかい製剤を選択するとよい。

注入量は，恥丘の脂肪の厚さや小陰唇の露出，たるみやシワの程度などのバランスを見て決定する。片側で2〜4mL使用することが多い。

ヒアルロン酸注入に用いる針には，先の尖った鋭針と，先端が丸く組織の損傷を最小限に抑える鈍針（カニューレ）がある。カニューレを用いることで内出血や血管塞栓のリスクを軽減することができる。

ヒアルロン酸の基本的な注入方法は，後方から前方に向けてカニューレを引きながら，線状に注入するretrograde linear threading法である（➔図1）[6]。針を進めながら注入するanterograde linear threading法はリスクが高いため使用しない。

6. ヒアルロン酸注入による大陰唇形成術

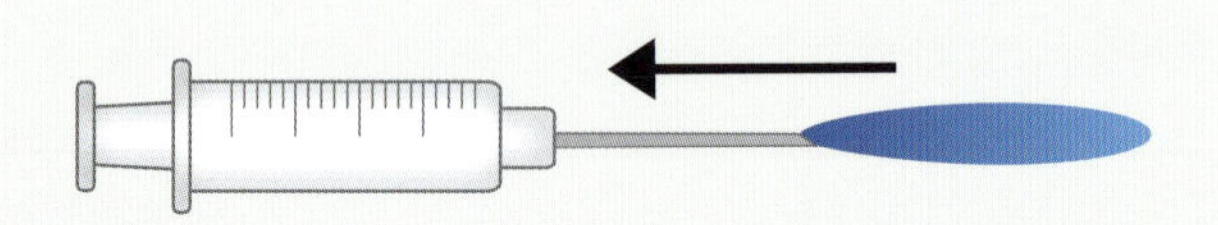

図1　注入テクニック（retrograde linear threading法）
（岩城佳津美：極意0 はじめに．フェイシャルフィラー；注入の極意と部位別テクニック，pp2-9，克誠堂出版，2017より転載）

準備物品

50mm 25Gカニューレ，23G針，局所麻酔薬〔注射液「1%」エピレナミン（1：100,000）含有®（サンドファーマ社）〕，手袋，ヒアルロン酸製剤，皮膚ペン

デザイン

1) 立位にて大陰唇外側縁の腹側をマーキングしておくと，砕石位での注入範囲決定の参考となる。
2) 砕石位にて，大陰唇の外側縁をマーキングする。
3) 刺入部は，恥骨結合から1～2横指外側（大陰唇中央の延長線上）とする（➔図2：刺入部①）。この部位よりまっすぐ後方に向かってカニューレを挿入する。事前にカニューレが通る部位を点線でマーキングしておくとよい。
4) 刺入部①に加えて，後陰唇交連の高さで小陰唇から2cm外側にも刺入部を置き，斜め内側前方に注入する方法も報告されているが（➔図2：刺入部②）[7]，体格の小さいアジア人であれば前方からの注入で十分な場合が多い。

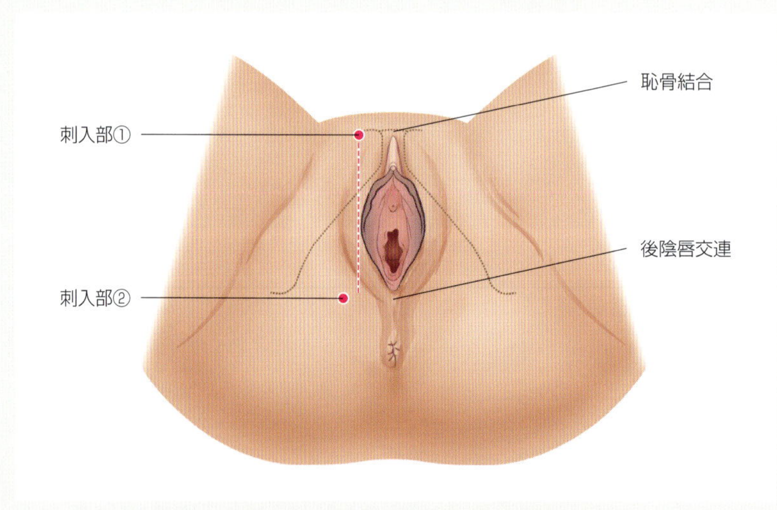

図2　刺入部のデザイン

注入方法

1)有毛の場合は剃毛する，もしくは短く切った方が注入しやすい。

2)患者体位は低砕石位とする。麻酔は局所麻酔と吸入麻酔を併用するとよい。外陰部を消毒した後に，局所麻酔薬を刺入部に0.3mLずつ注入する。注入の層は皮下から皮下脂肪浅層内とする。

3)次に23G針で恥骨結合外側の刺入部に穴をあける（➔図3)。局所麻酔薬の入ったシリンジを付けたカニューレを穴から挿入し，皮下脂肪浅層内をまっすぐ後方に向かって，デザインに沿って進める。カニューレを進める際は，皮下脂肪内に入っていれば抵抗は少なく，スムーズに挿入可能である。

4)次にカニューレを引きながら，局所麻酔薬をヒアルロン酸注入予定部位に0.5mL程度，均等に注入する。

5)局所麻酔薬のシリンジをヒアルロン酸製剤に付け替え，局所麻酔薬を注入した部位にカニューレを再度挿入し，後方から前方に向けてカニューレを引きながら，線状にゆっくり注入する（retrograde linear threading法）（➔図4)。この際，大陰唇を左右から左手の指でつまむようにして，ヒアルロン酸注入量を指先で確認しながら注入するとよい。ヒアルロン酸注入時の抵抗は少ない。注入は皮下脂肪浅層内とし，深層にある陰唇脂肪体や海綿球体筋に注入しないように留意する。皮膚からカニューレを引き抜く少し手前で注入を中止する。注入する範囲は，前陰唇交連から腟口の肛門側下点までとする。

6)注入後，しっかりマッサージ（molding）して均一にならし，大陰唇全体がきれいな楕円形となるように自然な形態を形成する（➔図5)。刺入部に抗生剤含有軟膏を塗布する。

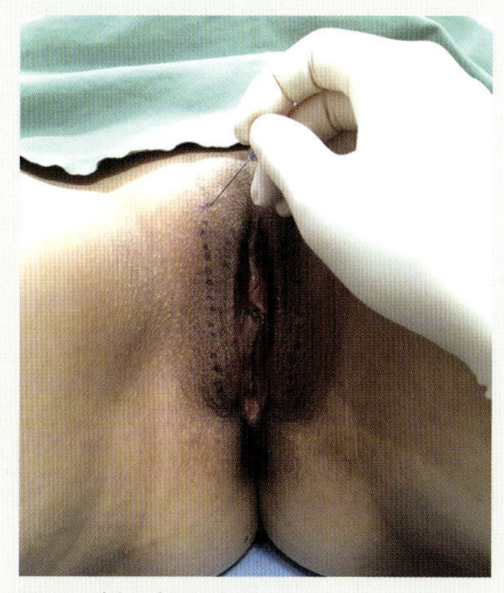

図3　刺入部の穴あけ

6. ヒアルロン酸注入による大陰唇形成術

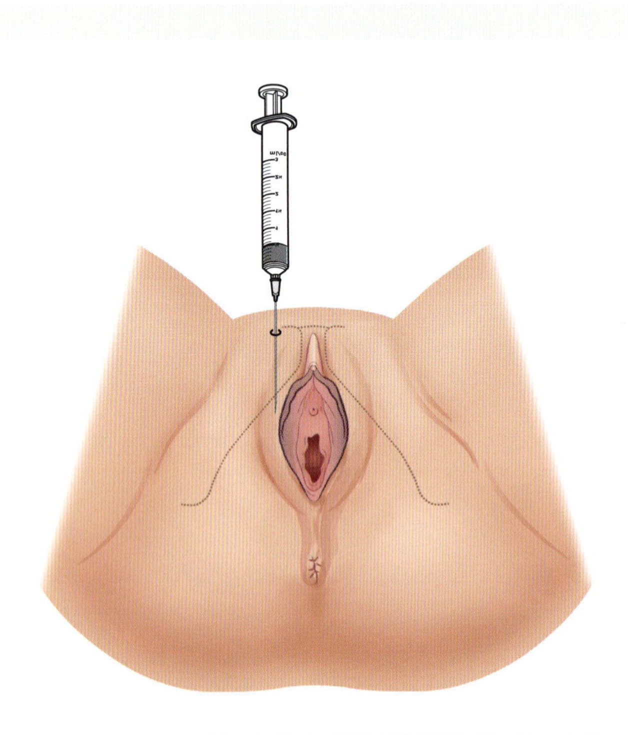

図4 ヒアルロン酸注入（retrograde linear threading法）

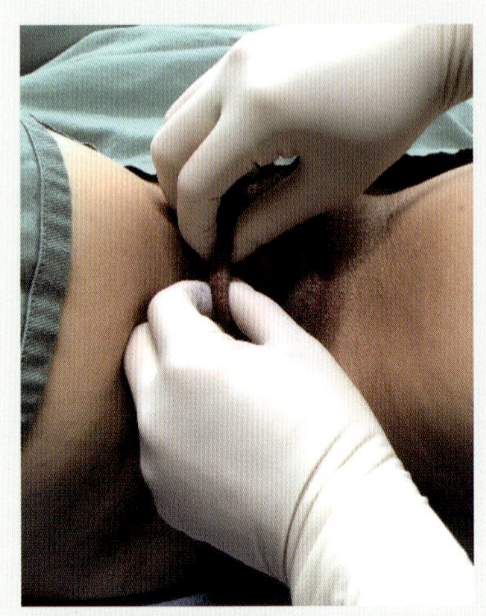

図5 マッサージにて形を整形

症例供覧

症例①：23歳，女性

大陰唇のたるみを気にして来院した。大陰唇にヒアルロン酸製剤を左右各2mL注入した。注入後，シワが改善し若々しい印象となった。

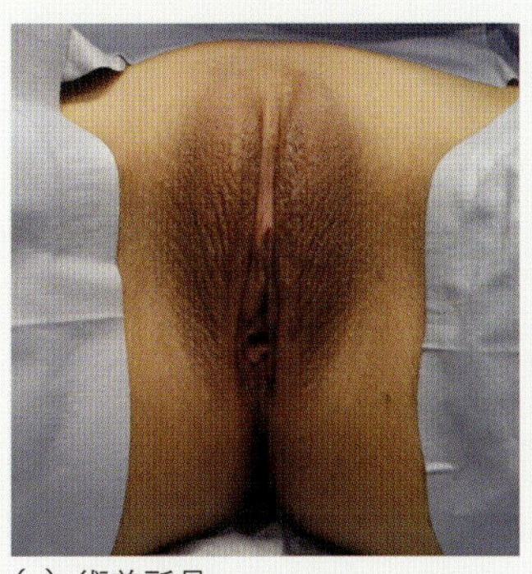

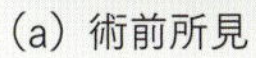

（a）術前所見

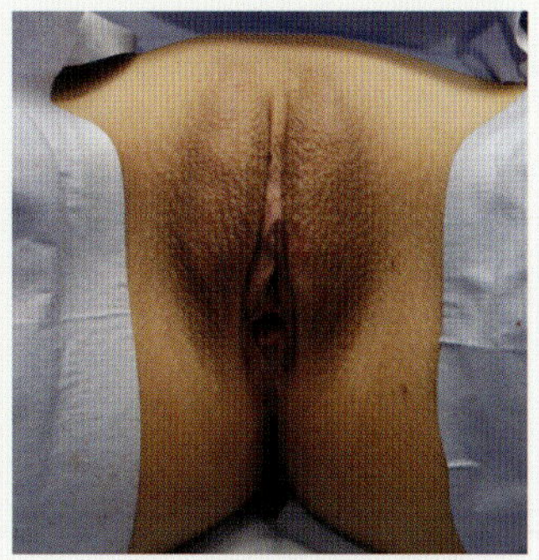

（b）ヒアルロン酸注入直後の所見

症例②：36歳，女性

大陰唇のたるみの改善を目的に来院した。ヒアルロン酸製剤を左右各2.5mL注入した。ふっくらとハリのある若々しい外観を得た。

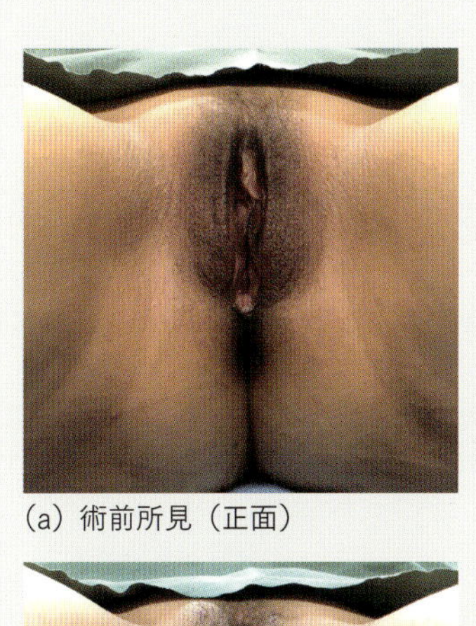

（a）術前所見（正面）

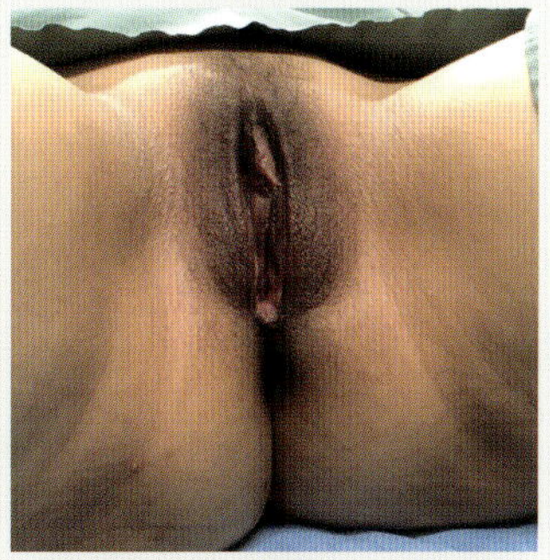

（b）術前所見（斜位）

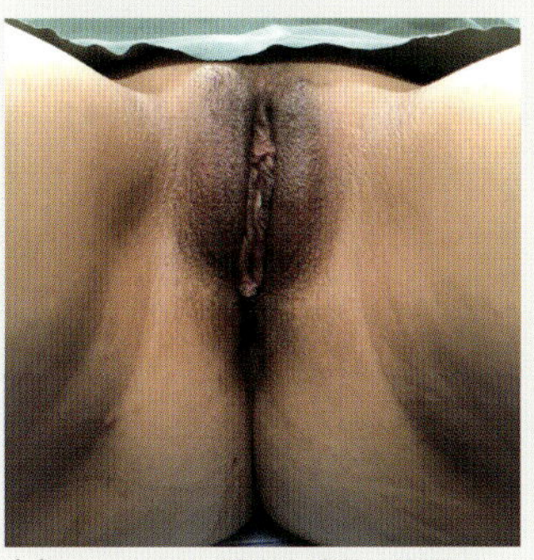

（c）ヒアルロン酸注入直後の所見（正面）

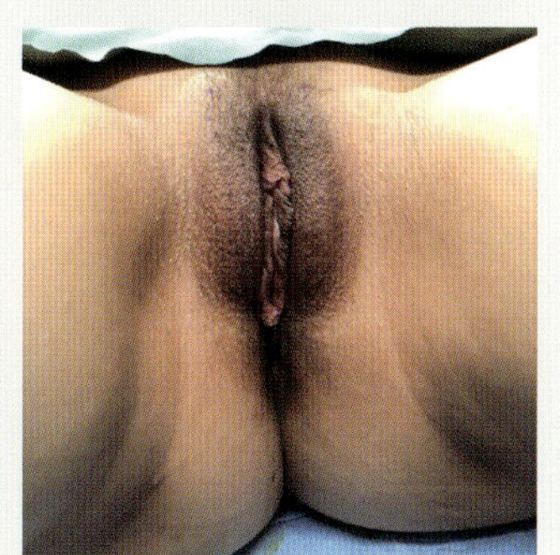

（d）ヒアルロン酸注入直後の所見（斜位）

Ⅲ 術後管理

- 鎮痛剤，胃薬の処方を行う。
- 注入後1週間は外的刺激，入浴，スポーツは避ける。

Ⅳ 合併症

主な合併症

発赤，疼痛，凹凸，内出血，嚢胞，リンパ管炎，感染，肉芽腫，ヒアルロン酸の漏出，血管塞栓，組織壊死

予防と対策

- 最も頻度の高い合併症は内出血である。軽度の内出血であれば，数日で改善することが多い。その予防策としては，針をゆっくり進める，カニューレを使用する，出血があれば数分しっかり圧迫する，などが挙げられる。
- 発赤や疼痛が強い場合は，局所の冷却や鎮痛剤の内服が効果的である。
- 最も重篤な合併症は動脈閉塞である。動脈内にヒアルロン酸が入った場合，栄養領域の皮膚が蒼白となり血行不良となる。放置すると組織壊死を起こす可能性がある。予防策としては，1カ所に大量に注入しない，ゆっくり少量ずつ注入する，フローバックによる血液の逆行を確認する，カニューレを使用する，などが有効である。万が一，蒼白化を認めたら，即時に注入を中止して局所のマッサージを行う。ヒアルロン酸分解酵素（ヒアルロニダーゼ）製剤を200〜400単位，虚血が疑われる部位全体に注入する[8)〜10)]。この際，ヒアルロン酸分解酵素は毛細血管壁から吸収されるため，血管に注入する必要はなく，血管周囲に注入すればよい[11)]。局所をホットタオルやカイロなどで保温するのも効果的である[9)]。血行改善が認められなかった場合は，さらに1時間おきに3〜4回のヒアルロニダーゼの局注を行う。改善が見られない場合は2〜3日連日局注を行う[10)]。有事に備えて，事前にヒアルロニダーゼを用意しておくとよい。
- 静脈塞栓では，注入後しばらくたってから暗赤色となる。内出血と間違われることもあるが，静脈塞栓では冷却すると赤みが増すため鑑別に役立つ[9)]。動脈塞栓と同様の対応を行う。また，血行改善を目的としたプロスタグランジン製剤の外用・点

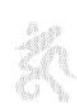

滴も有効である。

■アレルギー反応が疑われる場合や形態に満足が得られない場合も，ヒアルロン酸分解酵素製剤を局所に注入して溶解治療を行う。ヒアルロン酸注入後，数週間から数年後に遅延型アレルギー反応が生じる場合がある[1]。アレルギー反応が疑われる場合は，症状に合わせて副腎皮質ステロイドや抗ヒスタミン剤の内服を行う。

引用文献

1） 辻晋作ほか：顔面へのフィラー注入の合併症と治療．形成外科56：1061-1069，2013
2） 百束比古：皮膚科医のための臨床トピックス；フィラー，金，ヒアルロン酸によるトラブル．臨皮64：165-167，2010
3） 征矢野進一：フィラー．形成外科61：421-430，2018
4） 鄭憲：各種フィラーによる眼，鼻，顔面の輪郭形成のコツ．形成外科56：S103-S110，2013
5） 山下理絵：ヒアルロン酸注入治療の現況について．Bella Pelle 2：316-318，2017
6） 岩城佳津美：極意0 はじめに．フェイシャルフィラー；注入の極意と部位別テクニック，pp2-9，克誠堂出版，2017
7） Berreni N: Augmentation of the labia majora with fillers. Female Cosmetic Genital Surgery: Concepts, Classification and Techniques, edited by Hamori C, et al, pp125-142, Thieme Medical Publishers, 2016
8） 西尾謙三郎：ヒアルロン酸の上唇動脈塞栓の疑われた症例；フィラー注入による動脈塞栓の際の対処法．日美容外会誌55：38-41，2019
9） 岩城佳津美：極意13 合併症を回避する．フェイシャルフィラー；注入の極意と部位別テクニック，pp81-91，克誠堂出版，2017
10） Cohen JL, et al: Treatment of hyaluronic acid filler-induced impending necrosis with hyaluronidase: consensus recommendations. Aesthet Surg J 35: 844-849, 2015
11） Fitzgerald R, et al: Adverse reactions to injectable fillers. Facial Plast Surg 32: 532-555, 2016

7. 脂肪移植による大陰唇形成術

加藤晴之輔，佐野　仁美

I　脂肪移植による大陰唇形成術とは

大陰唇は女性陰部の最外側面にあり，主に脂肪組織からなる[1)]。大陰唇は加齢や体重減少に伴い，脂肪組織のボリュームが減り，たるむことが知られている。たるみにより女性器は老化した印象となり，自尊心の低下や性生活への障害にもつながると報告されている[2)]。

大陰唇のたるみを改善する方法には，高周波医療機器やヒアルロン酸注入など非侵襲的な方法に加え，脂肪移植，皮弁法や真皮移植，切除術などの外科的手術がある[3)4)]。

本項では，脂肪移植による大陰唇形成術について解説する。脂肪移植とは，脂肪採取可能な部位から脂肪吸引により患者本人の脂肪組織を採取し，組織欠損部に移植することで，整容面を整える自家組織移植である。1893年にNeuberらによる脂肪組織片の移植が報告されて以来[5)]，軟部組織低形成，萎縮性疾患，外傷や腫瘍切除後の組織欠損の再建，加齢による顔面の陥凹や豊胸・豊尻などの整容的な改善に広く用いられている。

脂肪移植の最大の課題は，移植脂肪の生着率が安定しないことである。移植脂肪は，移植直後は周辺組織からの拡散と浸透のみで酸素と栄養が供給され，徐々に血管が構築されることにより生着する[6)7)]。しかし，注入滴が大きすぎる，不純物の混入，移植床の血流不足，瘢痕や癒着，物理的な刺激により酸素や栄養供給が不足すると，生着せず，硬結や吸収の原因となる。このためこれまで諸家により生着率を高める工夫がなされてきた。現在では，遠心分離により不純物の混入を最小限とする，注入滴の直径を2mm程度とする[6)]，多層に分けて分散して注入する，物理的な刺激を避けることで生着率が最大となる，とされている[8)〜10)]。

大陰唇は物理的な刺激を受けやすい部位である。このため脂肪移植による大陰唇形成術後には，足を組まない，下着による締め付けを回避するなど脂肪移植部を圧迫しないための具体的な過ごし方を指導する。

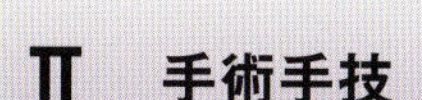

Ⅱ 手術手技

適　応

①大陰唇の軽度〜中等度のたるみ・シワの改善を希望する症例やボリュームを増やしたい症例
②自家組織を用いて永続的な効果の維持を希望する症例
③大陰唇縮小術の適応がある重度の症例で，ふっくらとしたボリュームがある仕上がりを希望する症例

適応注意

①婦人科系の感染症
②悪性腫瘍
③妊娠中
④急激なダイエット（体重減量）の予定
⑤シリコンやポリアクリルアミドなどの非吸収性注入材の既往
⑥血液凝固障害
⑦局所の炎症性疾患（重度のアトピー性皮膚炎や硬化性苔癬など）

準　備

必要な機器を示す（➔図1）。写真の機器に加えて，局所麻酔薬〔キシロカイン注射液「1%」エピレナミン（1：100,000）含有®：サンドファーマ社〕，トゥメセント液〔生理食塩水500mL＋キシロカイン注射液「1%」エピレナミン（1：100,000）含有®20mL〕，滅菌手袋，ガーゼ，覆布，消毒薬。

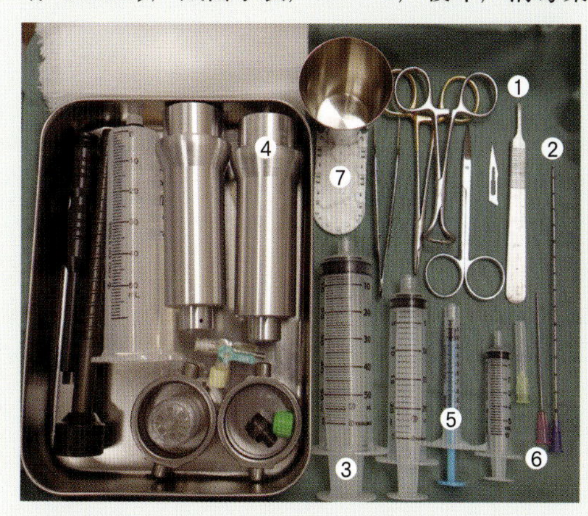

図1　準備する機器
①11番メス
②トゥメセント液注入用兼脂肪吸引用カニューレ
③脂肪吸引用シリンジ
④コンデンスリッチ脂肪遠心分離機キット（コンデンスリッチファット®：メトラス社）
⑤1mLロックシリンジ
⑥70mm18G注入用カニューレ
⑦5-0吸収糸

デザイン

●脂肪吸引

1) 脂肪吸引を行う典型的な部位は，下腹部，大腿内側，腰などである。
2) 大腿内側での脂肪吸引が最もリスクが少なく，術後の負担が少ないため，以下，大腿内側からの脂肪吸引の方法を記す（その他の部位の脂肪吸引に関しては成書を参照）。
3) 大腿内側上部の皮膚に等高線をデザインする（➔図2）。等高線の最も高い位置を中心に脂肪吸引を行う。
4) 刺入部は，鼠径部の股関節屈曲時の皮膚割線に沿って5mm程度としている。

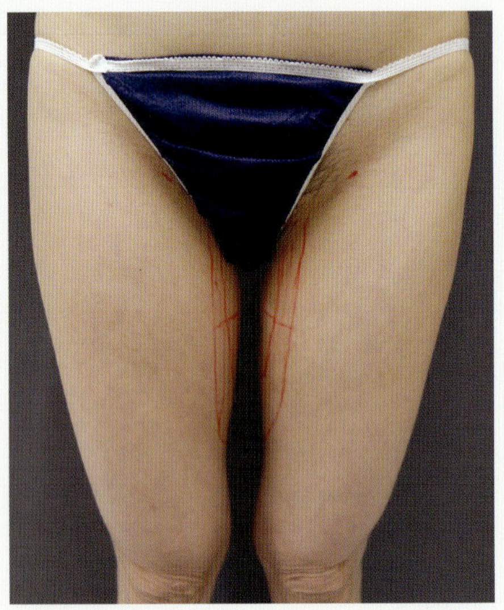

図2　脂肪吸引デザイン

●脂肪移植

1) 脂肪萎縮が起きている大陰唇全体を脂肪注入範囲とする。
2) 刺入部は恥骨結合から1～2横指外側（大陰唇中央の延長線上）とする（➔図3）。この部位より背側に向かって皮下脂肪組織内にカニューレを挿入する。

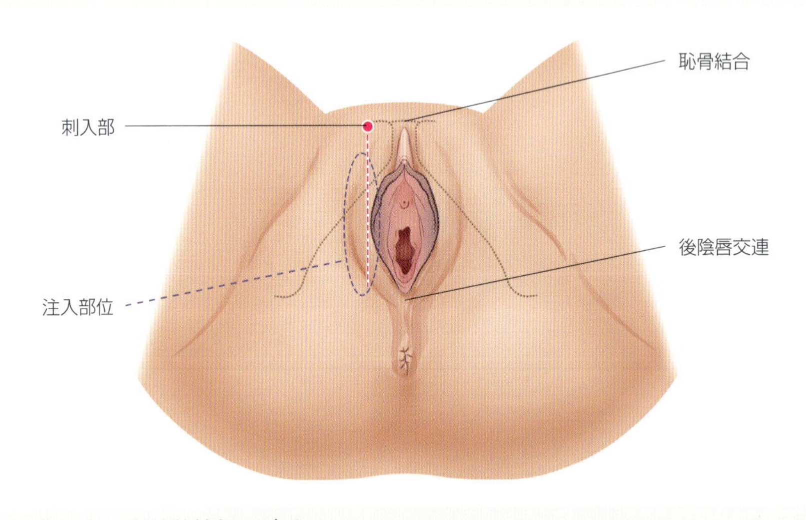

図3　刺入部と脂肪移植部のデザイン

手術方法

麻酔は静脈麻酔，笑気麻酔，局所麻酔，いずれでも行うことができる。静脈麻酔で眠っていた方が患者の負担が少ない。

●脂肪吸引

1) 局所麻酔後，刺入部を切開する。トゥメセント液を大腿内側の吸引範囲の皮下脂肪層に広く注入する。片側約100〜200mL程度注入する。

2) シリンジで陰圧をかけながら脂肪吸引を行う。刺入部から扇状にシリンジを動かし，デザインした等高線にそって脂肪を均一に吸引する（➔図4）。

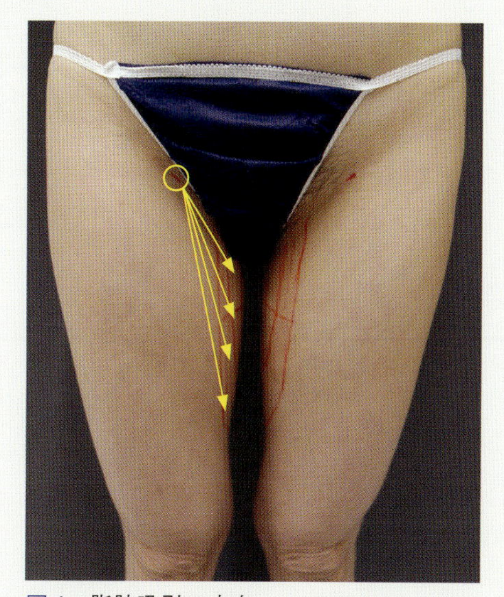

図4　脂肪吸引の方向

3) コンデンスリッチ脂肪回収用シリンジ1本分（50mL）を目安に吸引する。1カ所を吸引しすぎてくぼみができないように注意する。

4) コンデンスリッチ脂肪遠心分離機キットを用いて，設定を1,200g，3分として遠心分離する。50mLの吸引脂肪を遠心分離すると，約15〜30mL程度の移植用脂肪が得られる（➔図5）。分離後のオイル部分と液体部分は破棄して，注入用の1mLのロックシリンジに吸引脂肪を移す（➔図6）。

5) 切開部分を吸収糸で真皮縫合し，表面は3Mテープ保護としている。

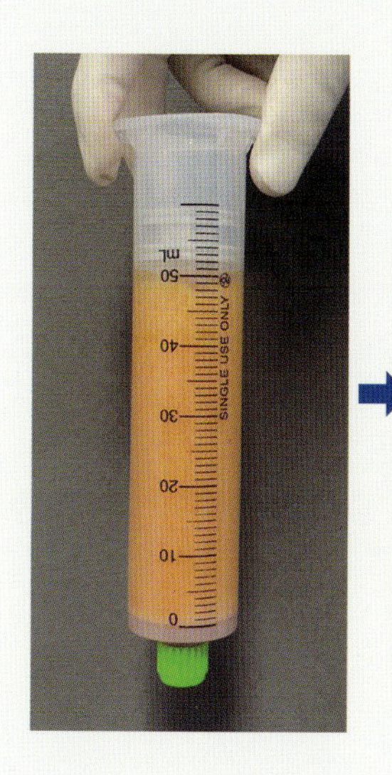

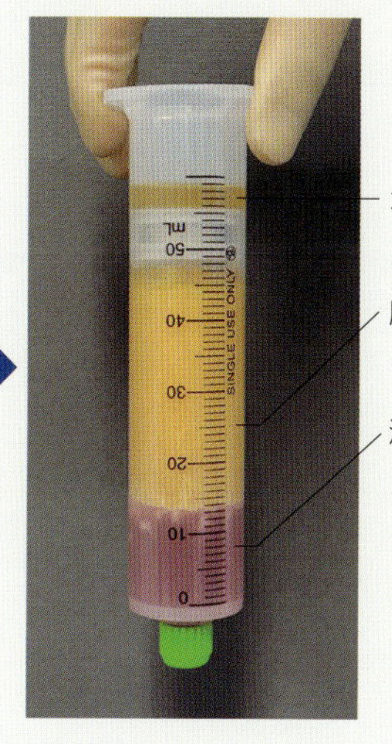

図5　遠心分離前後の吸引脂肪
吸引直後は一見脂肪組織だけに見えるが，遠心分離を行うと，オイルや麻酔および血液を含む液体など脂肪組織以外の成分が意外と含まれていることがわかる。

7. 脂肪移植による大陰唇形成術

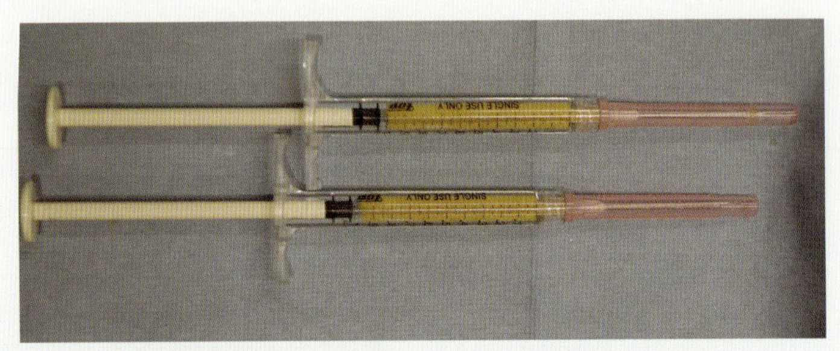

図6　注入時の1mLロックシリンジに移した脂肪

●脂肪移植

1) 有毛の場合は剃毛する，もしくは短く切った方が注入しやすい。患者体位は低砕石位とする。
2) 刺入部に，0.2mL程度のエピレナミン添加1%キシロカインで局所麻酔を行う。注入の層は皮下から皮下脂肪浅層内とする。
3) 18G針もしくは11番メスにて恥骨結合外側の刺入部に穴をあける。
4) 局所麻酔薬の入ったシリンジを付けた70mmの20Gもしくは18Gカニューレを穴から挿入し，皮下脂肪浅層内をまっすぐ後方に向かって進め，カニューレを引きながら，局所麻酔薬を脂肪移植予定部位に0.5mL程度，均等に注入する。
5) 局所麻酔薬のシリンジを脂肪充填したシリンジに付け替え，カニューレを再度挿入し，左右おのおの3～10mL程度の脂肪を注入する。患者の希望に応じて，過剰な膨隆にならない程度で注入を行う[6]。注入時は，カニューレを前後に動かしながら少量ずつ注入する（➔図7）。局所大量注入はしこりやボリューム減少の原因となるので，細い線状に繰り返し注入を行う（➔図8）。移植後のマッサージや形の形成目的での圧迫などは，脂肪の吸収を促進するので行わない。

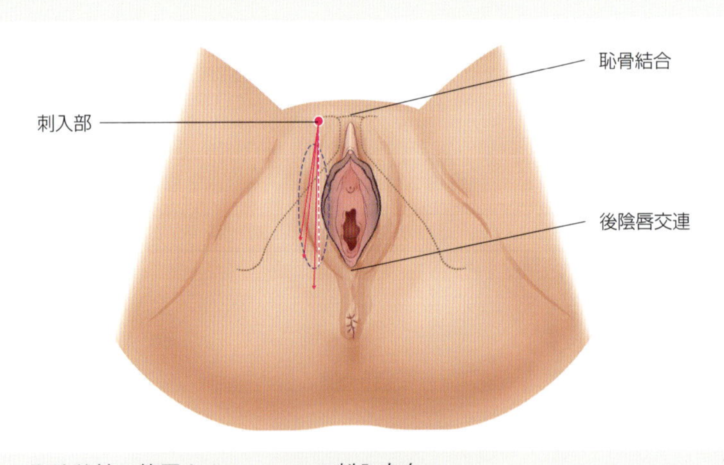

図7　脂肪移植の範囲とカニューレの刺入方向

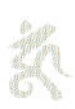

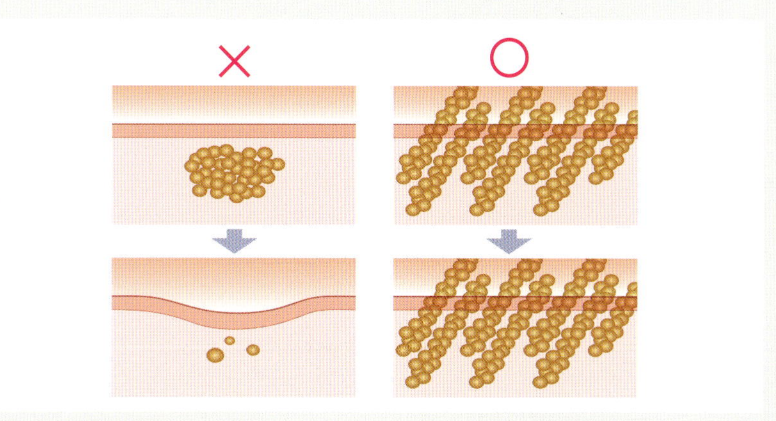

図8　脂肪移植のイメージ
局所大量注入は，長期的なボリュームの減少やしこりなどの合併症リスクとなる。細く線状の脂肪を何本も重ねるように注入する。

症例供覧

症例①：35歳，女性

外性器外観の改善を希望して来院した。小陰唇縮小術を施術後，大陰唇に，吸引後遠心分離した脂肪を左右各5mL移植した。

術後に適度な膨隆とハリ感が出て若々しい印象となった。

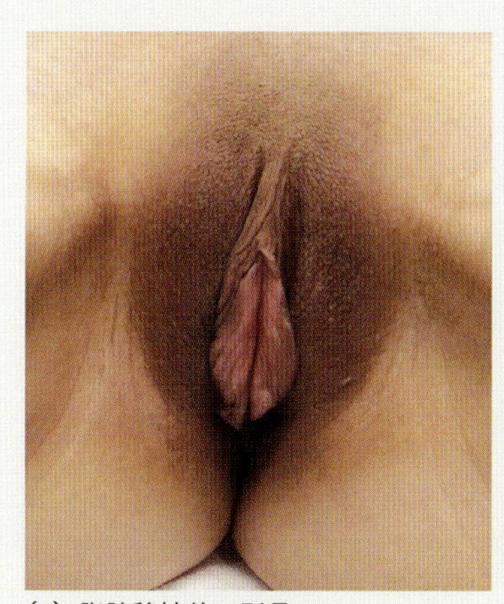

(a) 脂肪移植前の所見

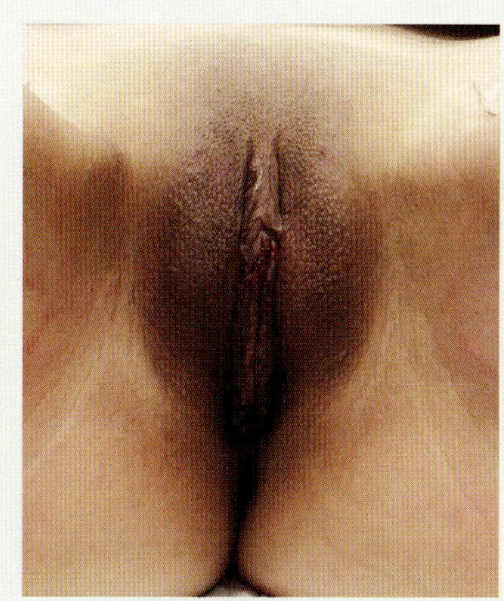

(b) 脂肪移植直後の所見

症例②③：➔本書81～82頁の大陰唇形成術・縮小術　症例②③参照

Ⅲ 術後管理

- 脂肪吸引は痩身が目的ではないので，必要最小限に行う。したがって圧迫処置などは基本的に行っていない。
- 術当日に鎮痛剤，抗生剤，胃薬の処方を行う。
- 術翌日よりシャワー浴を許可する。
- 術後1週間は，飲酒，喫煙，湯船につかることは避けるよう指導する。
- 術後1カ月より性交渉を許可する。
- 術後1カ月は足を組まない，下着による締め付けを回避するなど脂肪移植部を圧迫しないための具体的な過ごし方を指導する。
- 移植脂肪が安定する術後3カ月までは移植部のマッサージなどの強い刺激は避ける。

Ⅳ 合併症

一般的な合併症として，腫脹，疼痛，出血，血腫，左右差，凹凸，薬剤アレルギーなどが挙げられる。

脂肪吸引

- 途中経過として，硬結，表面の凹凸，しびれ，知覚低下，皮膚の色素沈着などが見られるが，時間とともに改善することが多い。
- 刺入部の瘢痕は長期的には目立たなくなる。
- 過度な吸引による極端なくぼみなどができないように注意する。
- 非常にまれであるが，感染，脂肪塞栓や，腹部の脂肪吸引では腹膜穿孔などの報告例がある。適切なトレーニングや経験を積んだうえで脂肪吸引を行うことが望ましい。

脂肪移植

- 移植脂肪が安定するまでの経過として，凹凸，しこりなどがある。局所に大量注入していなければ，自然経過でなじむのでマッサージなどは不要である。
- 移植された脂肪は一部吸収される。注入した脂肪の吸収が安定するまで最低でも3カ月程度かかることを患者に説明しておく。

引用文献

1) Ostrzenski A, et al: Anatomy and histology of the newly discovered adipose sac structure within the labia majora international original research. Arch Gynecol Obstet 294: 549-554, 2016
2) Goodman MP, et al: Evaluation of body image and sexual satisfaction in women undergoing female genital plastic/cosmetic surgery. Aesthet Surg J 36: 1048-1057, 2016
3) Alter GJ: Management of the mons pubis and labia majora in the massive weight loss patient. Aesthet Surg J 29: 432-442, 2009
4) Jabbour S, et al: Labia majora augmentation: a systematic review of the literature. Aesthet Surg J 37: 1157-1164, 2017
5) Neuber G: Über die Wiederanheilung vollständig vom Körper getrennter, die ganze Fettschicht enthaltender Hautstücke. Zbl F Chir 30: 16-17, 1893
6) Kato H, et al: Degeneration, regeneration, and cicatrization after fat grafting: dynamic total tissue remodeling during the first 3 months. Plast Reconstr Surg 133: 303e-313e, 2014
7) Eto H, et al: The fate of adipocytes after nonvascularized fat grafting: evidence of early death and replacement of adipocytes. Plast Reconstr Surg 129: 1081-1092, 2012
8) Yoshimura K, et al: Complications of fat grafting: how they occur and how to find, avoid, and treat them. Clin Plast Surg 42: 383-388, 2015
9) Chen J, et al: Fat graft enrichment strategies: a systematic review. Plast Reconstr Surg 146: 832e, 2020
10) Vogt PM, et al: Autologous fat transplantation for labia majora reconstruction. Aesthetic Plast Surg 35: 913-915, 2011

Column

世界で急増する婦人科形成の需要と理想的な外陰部の変遷

佐野　仁美

婦人科美容・形成外科の歴史と理想的な外陰部について考察する。古くは1681年のフランスの文献に，小陰唇肥大による不快感と治療の必要性に関する報告がある[1)2)]。

1971年には最初の小陰唇縮小術が報告された[3)]。1984年，Hodgkinsonら[4)]は理想的な小陰唇について，「小さく，大陰唇からはみ出さない」と定義した。その後，特に2000年に入ってから婦人科美容・形成外科の症例は急激に増加し，その需要は2000〜2010年の10年間でオーストラリアでは2.5倍[5)]，英国では5倍に増加した[6)]。

その後も婦人科美容・形成外科の国際学会の設立もあり活発な議論が続き，近年では1つの学術分野として認知されつつある。2018年9月にトルコのイスタンブールで開催された「1st International Congress of Reconstructive‐Aesthetic Genital Surgery & Sexology（RAGSS）」では，イスラム系の女性医師が参加者の多くを占めていた。ちなみに日本人の参加者は著者一人であった。知り合いになったイラン人女性医師の話によると，アラブ諸国でも婦人科美容・形成外科の需要はとても多いそうだ。症例数が増加している理由として，概念の変化，情報の流通，女性の地位向上とwellnessに関する意識向上，VIO脱毛の普及などがあるのかもしれない。

時代とともに小陰唇肥大の定義も変化している。現在も諸家によってその定義はバラバラで，統一見解は得られていないが，数値は徐々に小さくなっているようだ。1976年のRadman[7)]は，幅が5cm以上を小陰唇肥大と定義した，2000年のRouzierら[8)]は4cm，2006年Munhozら[9)]は3cm，近年では2cm以上を小陰唇肥大として治療対象としていることが多い[10)]。人種，国，文化によっても左右されると考えられるが，時代とともに定義上の数値が小さくなっていくのは興味深い変化である。

興味深いといえば，最近の女性器の外観に関する調査報告がある。2016年にオーストラリアの研究機関が，248人の男性に女性の外陰部外観に関するアンケート結果を報告したのだ[11)]。回答者の80％が18〜24歳，75％がヨーロッパ系，40％がクリスチャンであった。その結果，45％が無毛を好み，49.2％が小陰唇の見た目を好んでおらず，女性器の美容・形成術を受けることに14％が賛成，53.8％が反対と回答した。本結果より，多くのヨーロッパ系の若年男性は，外陰部に毛はない方がよいし，小陰唇の外観は手術をするほどではないが素敵ではないと考えていることがわかる。

それでは日本人男性の意識はどうであろうか？　著者が知人男性（属性に偏りあり）に聞いてみたところ，50〜70歳代の男性からは，「ビラビラを切ってしまうなんてとんでもない！　大きいのがいいんだ！」「モジャモジャな毛の中に冒険に行くのがエロスなんだ！」と，婦人科美容・形成外科自体に大反対されてしまった…。「モジャモジャビロンビロン」が彼らにとっては女性の神秘であり，エロスの象徴のようだ。翻って20歳代の男性は清潔で美意識が高い。彼らは「もちろん毛はない方がよい。自分も全身脱毛している」「大きいビラビラは怖い」「ジャ〇ーズは全員，VIO脱毛しているらしい（真偽不明)」と主張する。30～40歳代の男性はその中間といったところだろうか。世代間で意識の違いがはっきりしていて面白い。

われわれはいつから脱毛をあたり前とし，小さい女性器を好むようになったのだろうか？　写真や絵画・彫刻に代表される美術作品は，その時代性や意識が反映される時代の写し鏡である。理想的な女性の外陰部の変遷について美術史を通して探ってみたいと思い立ち，国内外で多様なアート企画をしかけるアートディレクターの石川嵩紘氏にコラムをお願いした（➡本書140～143頁)。

引用文献

1) Mauriceau F: Traité des Maladies des Femmes Grosses, et de Celles qui sont Accouchées [FRENCH] (3rd edn). Par la Compagnie des libraires, Paris, 1681
2) Özer M, et al: Labiaplasty: motivation, techniques, and ethics. Nat Rev Urol 15: 175-189, 2018
3) Martincík J, et al: Operativní lécba hypertrofie malých stydkých pyskü [Surgical treatment of the hypertrophy of the labia minora]. Cesk Gynekol 36: 216-217, 1971
4) Hodgkinson DJ, et al: Aesthetic vaginal labioplasty. Plast Reconstr Surg 74: 414-416, 1984
5) Deans R, et al: Why are women referred for female genital cosmetic surgery? Med J Aust 195: 99, 2011
6) Crouch NS, et al: Clinical characteristics of well women seeking labial reduction surgery: a prospective study. Br J Obstet Gynaecol 118: 1507-1510, 2011
7) Radman HM: Hypertrophy of the labia minora. Obstet Gynecol 48 (1 Suppl) : 78S-79S, 1976
8) Rouzier R, et al: Hypertrophy of labia minora: experience with 163 reductions. Am J Obstet Gynecol 182 (1 Pt 1) : 35-40, 2000
9) Munhoz AM, et al: Aesthetic labia minora reduction with inferior wedge resection and superior pedicle flap reconstruction. Plast Reconstr Surg 118: 1237-1250, 2006
10) Clerico C, et al: Erratum to: anatomy and aesthetics of the labia minora: the ideal vulva? Aesthetic Plast Surg: 714-719, 2017
11) Horrocks E, et al: Individual male perception of female genitalia. Int Urogynecol J 27: 307-313, 2016

8. 腟内ヒアルロン酸注入

佐野　仁美

Ⅰ　腟内ヒアルロン酸注入と G-spot とは

腟内ヒアルロン酸注入は，腟粘膜下にヒアルロン酸を注入することで，腟の内腔縮小や，腟の乾燥による不快感・性交痛・不感症の改善を目的とする。他の方法と比較し，手技が簡便・低侵襲であり，即時効果が得られるため希望する患者は多い。

G-spotはいわゆる性感帯として，1950年にドイツ人婦人科医Gräfenbergによって最初に報告された[1]。G-spotは直径1～2cmで，尿道口より3～5cm奥の腟前壁に位置し[1)2)]，組織学的には多くの神経血管束や神経節が存在するとされる[3]。このようなG-spotの存在を示唆する報告が多数ある一方で，エビデンスレベルの高い報告は少ない。G-spotは存在しないとする報告もあり[4]，その存在の有無に関して学術的な結論は得られていない[5]。近年，G-spotにヒアルロン酸注入[6]や脂肪移植[2)6)]を行い隆起させることで，不感症を改善する試みがなされている。

Ⅱ　注入手技

適　応

①腟のゆるみ
②腟の乾燥，および乾燥による瘙痒感や性交痛
③不感症

適応注意

①婦人科系の感染症
②局所の悪性腫瘍
③妊娠中

④臓器脱
⑤ヒアルロン酸アレルギー
⑥血液凝固障害
⑦局所の炎症性疾患（重度のアトピー性皮膚炎や硬化性苔癬など）

準　備

50mm 23～25Gカニューレおよび23G鋭針または23Gカテラン針，局所麻酔薬〔キシロカイン注射液「1%」エピレナミン（1：100,000）含有®：サンドファーマ社〕，クスコ，ガーゼ，手袋，ヒアルロン酸製剤，皮膚ペンを準備する（G-spot注入時はこれらに加えて，尿道カテーテル，50mm 25G針）。

ヒアルロン酸製剤は，乾燥感の改善には眼瞼周囲などに用いる柔らかい製剤を，ゆるみの改善にはこめかみや頬に用いるやや硬い製剤を使用する。腟の乾燥の改善には5mL，腟内腔の縮小には10～20mL，G-spotには2～3mLを目安に注入することが多い。

デザイン

1)腟内腔縮小や乾燥改善には主に両側壁と後壁に注入する。砕石位にて両側壁に1カ所ずつ，後壁左右2カ所の計4カ所から腟粘膜下にヒアルロン酸を注入する（➔図1）。
2)不感症の改善にはG-spotへ注入する。腟内を触診し，本人に感度が高い部位を確認しながら，尿道口から腟内側3～4cmの腟前壁に直径1cm程度の円形のマーキングを行う（➔図2）。

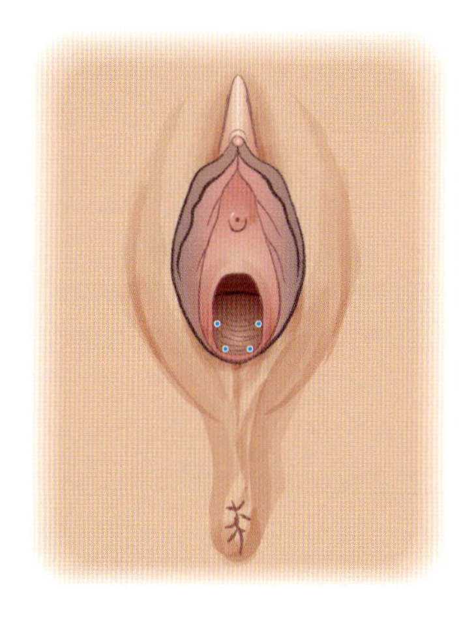
図1　刺入部デザイン

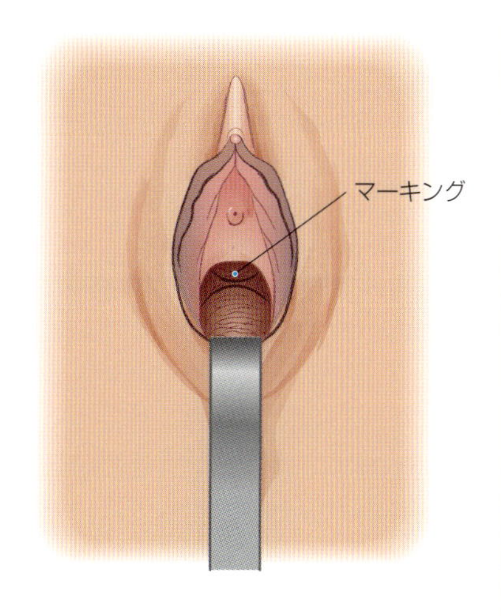

図2　G-spotの注入デザイン

8. 膣内ヒアルロン酸注入

注入方法

1) 患者体位は低砕石位とする。局所麻酔で十分治療可能であるが，希望があれば吸入麻酔や静脈麻酔を併用する。外陰部と膣内を消毒した後に，局所麻酔薬を刺入部に0.2～0.3mLずつ注入する。注入の層は粘膜下とする。
2) ヒアルロン酸注入はクスコで膣口を広げた状態で行う。注入にカニューレを用いる場合は，23G針で刺入部に穴をあけた後に，ヒアルロン酸製剤を装着したカニューレを穴から粘膜下層内に挿入し，扇状に注入する。カニューレを進める際，粘膜下層に入っていれば抵抗は少なくスムーズに挿入可能である。奥から手前に向けてカニューレを引きながら，線状にゆっくり均一に注入する（retrograde linear threading法：➔図3）。注入に鋭針を用いる場合は，粘膜下に奥から少しずつヒアルロン酸を注入していく。1カ所に大量注入すると，膣脱や感染リスクが懸念されるため，1カ所への注入は0.3～0.6mL程度までとしている。刺入部に合わせて，クスコを回転させて注入したい部位を展開しながら行う。G-spotに注入する場合は，局所麻酔薬をマーキング部に注入し，60mm 25G針で粘膜下3～5カ所に直接ヒアルロン酸を注入する。G-spotや膣壁腹側への注入時は，尿道カテーテルを留置することで，尿道塞栓のリスクを回避できる。また肛門側への注入時は，直腸診と同様に肛門から指を挿入し，直腸側から指先で注入深度を確認しながら行うことで直腸穿孔のリスクを軽減できる。出血部は十分に圧迫し，止血を確認する。
3) 注入後，指で注入部全体を軽くマッサージ（molding）して，なだらかにならす。刺入部に抗生剤含有軟膏を塗布する。

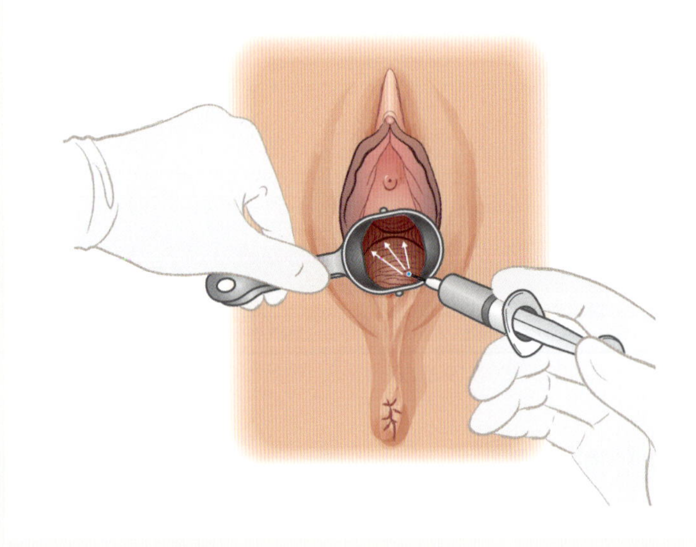

図3　ヒアルロン酸注入

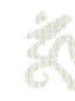

症例供覧

症例①：55歳，女性

卵巣癌にて卵巣・子宮全摘出の既往あり。腟の乾燥感・性交痛の改善を希望して来院した。腟壁全体にヒアルロン酸5mLを注入した。外観に大きな変化はないが，症状が劇的に改善した。

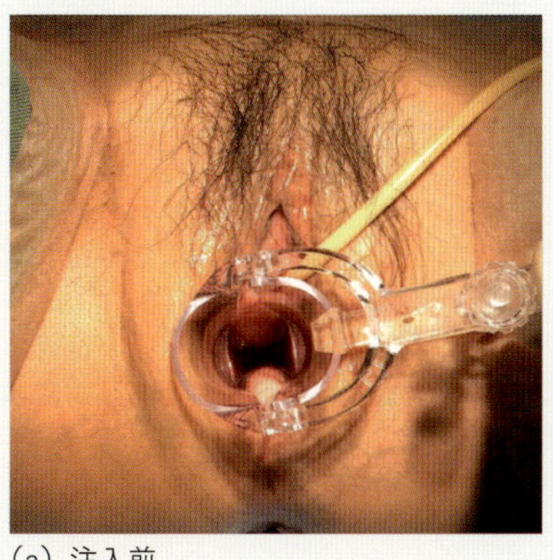

(a) 注入前

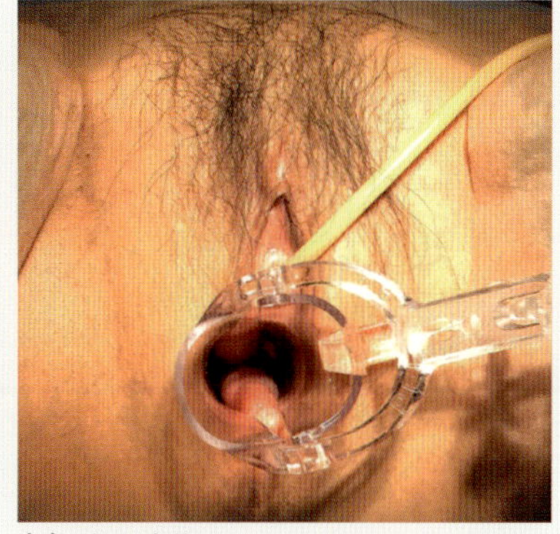

(b) 注入直後

症例②：37歳，女性

腟のゆるみの改善を希望して受診した。腟壁全体にヒアルロン酸を合計7mL，G-spotに3mL注入した。腟壁にボリューム感が増し，本人・パートナーともに高い満足が得られた。

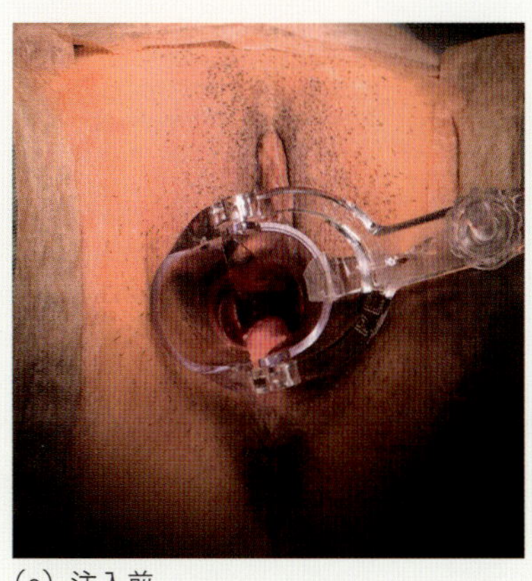

(a) 注入前

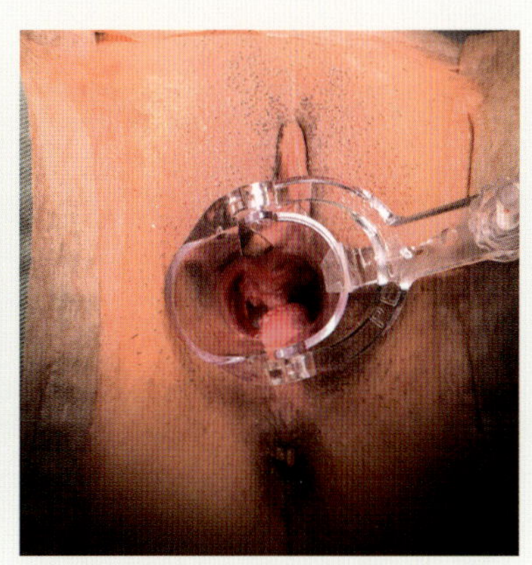

(b) 注入直後

Ⅲ 術後管理

- 当日は，運動・飲酒は避けるよう指導する。
- 7日後より入浴・性交渉を許可する。

Ⅳ 合併症

主な合併症

感染，血腫，腫脹，疼痛，出血，薬物アレルギー，血管塞栓，肺塞栓などが挙げられる。血腫は自覚症状が乏しく，巨大化しやすい。

深く注入しすぎた場合には，尿道塞栓や直腸穿孔なども起こり得る。また肛門側に注入したヒアルロン酸の感染により直腸周囲膿瘍や直腸腟瘻を，尿道側に注入したヒアルロン酸の感染により尿道腟瘻や膀胱腟瘻を起こすリスクがあり注意が必要である。

経産婦や閉経後などの腟壁が薄く柔らかい症例では，ヒアルロン酸注入部の腟壁が重みで下垂し，腟口の違和感や下垂感，腟口から腟壁が脱出することがあるため，腟口付近への大量注入は行わない（➔図4）。

腟内ヒアルロン酸注入後の肺塞栓も報告されている[7)]。

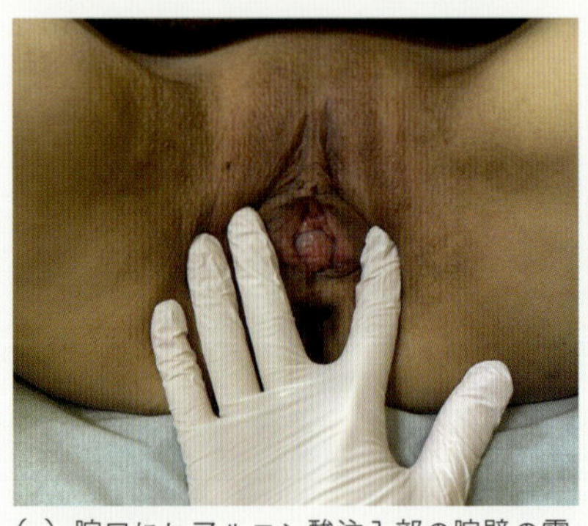

(a) 腟口にヒアルロン酸注入部の腟壁の露出を認める。

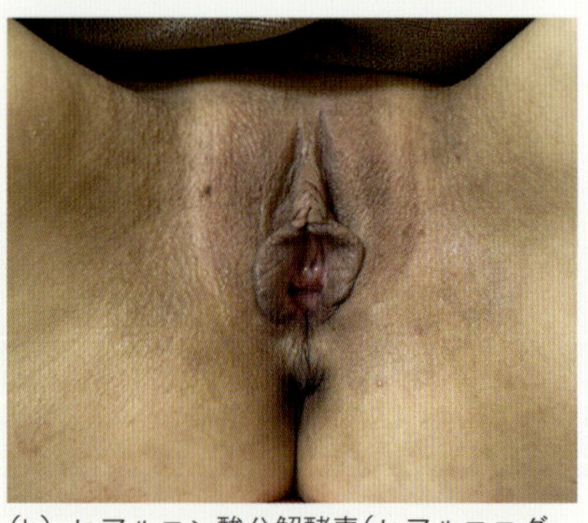

(b) ヒアルロン酸分解酵素（ヒアルロニダーゼ）の局注により症状は改善した。

図4 腟内ヒアルロン酸注入後に直腸瘤（直腸脱）様の症状を呈した症例
（写真は医療法人社団有恒会オザキクリニック新宿院 藤崎章子先生よりご提供いただいた）

引用文献

1) Gräfenberg E: The role of urethra in female orgasm. Int J Sexol III: 145-148, 1950
2) Herold C, et al: G-spot augmentation with autologous fat transplantation. J Turk Ger Gynecol Assoc 16: 187-188, 2015
3) Ostrzenski A, et al: Verification of the anatomy and newly discovered histology of the G-spot complex. BJOG 121: 1333-1339, 2014
4) Puppo V: The G-spot does not exist. BJOG 121: 1341, 2014
5) Ellibeş Kaya A, et al: Women self-reported G-spot existence and relation with sexual function and genital perception. Turk J Obstet Gynecol 15: 182-187, 2018
6) Goisis M: G-spot. Atlas of Aesthetic and Functional Gynecology. Anatomy and Techniques with Step Description, pp55-64, Aesthetic Quality, 2018
7) Kong J, et al: Death from pulmonary embolism caused by vaginal injection of hyaluronic acid: a case report and a literature review. Aesthet Plast Surg 47: 1535-1541, 2023

9. 腟への脂肪移植術

加藤晴之輔，佐野　仁美

I　腟への脂肪移植術とは

腟はヒダ状の粘膜組織で覆われた筋肉性の管腔臓器であり，出産時は胎児が通過するほどの伸縮性をもつ。この腟を引き締めるニーズが，臨床現場では大きく2つある。1つ目は若年者や出産後女性の性交渉機能の向上を目的とした腟引き締めである。2つ目は，国際女性性機能学会と米国更年期学会において提唱された，「閉経後の女性ホルモン低下に伴う，外陰部・腟の萎縮変化およびそれに伴う身体症状〔閉経後性器尿路症候群（genitourinary syndrome of menopause：GSM）〕」の改善を目的としたものである。具体的には頻尿や尿漏れ，腟乾燥，性交痛，不快感などがある[1]。

腟の引き締め治療についてはケーゲル体操，ホルモン療法，高周波やレーザーといった比較的侵襲の低いものから[1]，脂肪移植，出産後の腟のゆるみに対する「腟縮小手術」などの外科的侵襲を伴うものまで多種報告されている[2]。本項ではこのうち，腟への脂肪注入による方法について解説する。

腟への脂肪移植術は，腟の内腔を縮小する以外にも，性機能や不感症の改善が得られることが報告されている[3,4]。これは，物理的に腟内腔が狭くなるだけではなく，脂肪組織内の脂肪由来幹細胞自体や分泌された成長因子により粘膜組織の血管新生やリモデリングが起こり，粘膜細胞新生や粘液分泌が促進され，腟乾燥が改善した結果と考えられている[5,6]。

また自家脂肪を使うことで，定着すれば効果を永続的に得られること，人工物を注入しないため患者の心理的抵抗が少ないことも利点として挙げられる。

Ⅱ　手術手技

適　応

①腟のゆるみ
②腟乾燥，および乾燥による瘙痒感や性交痛
③尿失禁
④不感症

適応注意

①婦人科系の感染症
②悪性腫瘍
③妊娠中
④急激なダイエット（体重減量）の予定
⑤シリコンやポリアクリルアミドなどの非吸収性注入材の既往
⑥血液凝固障害
⑦局所の炎症性疾患（重度のアトピー性皮膚炎や硬化性苔癬など）

準備物品

局所麻酔薬（キシロカイン注射液「1%」エピレナミン（1：100,000）含有®：サンドファーマ社），トゥメセント液（生理食塩水500mL＋キシロカイン注射液「1%」エピレナミン（1:100,000）含有®20mL），11番メス，トゥメセント液注入用カニューレ，チューリップシリンジ，コンデンスリッチ遠心分離機キット（コンデンスリッチファット®:メトラス社），吸引用カニューレ，1mLロックシリンジ，70mm18G注入用カニューレ，5-0吸収糸，筋鉤，腟鏡（クスコ）

デザイン

1)砕石位にて腟壁の2時から11時の腟後壁粘膜下に脂肪注入を行う。
2)腟前壁は，尿道・膀胱が近いため基本的には注入を行わないことが多いが，11時から2時の腟前壁側にも注入を検討する場合は，安全のために尿道カテーテルを入れる。

婦人科美容・形成手術手技

9. 腟への脂肪移植術

手術方法

1) 麻酔は静脈麻酔，笑気麻酔，局所麻酔，いずれでも行うことができる。静脈麻酔で眠っていた方が患者の負担が少ない。

2) 脂肪採取の方法は，脂肪移植による大陰唇形成術（➔本書102～109頁）と同様である。採取する吸引脂肪の量は，30～50mL遠心分離後の移植用脂肪10～30mLが目安である。生着率も勘案し，ヒアルロン酸よりも多く移植する。文献的にもさまざまな注入量が報告されており[4)5)]，最終的には患者の状態や希望に合わせて決定する。

3) 刺入部に0.2mL程度の局所麻酔薬を注入する。

4) 70mm 21Gカテラン針もしくは70mm 18Gカニューレを用いて，腟後壁より，粘膜下層に注入する。カニューレを用いる場合は，刺入部に穴をあけてから刺入する。1カ所に大量に注入しないように，前後にカニューレを動かしながら少量ずつ注入する（➔図）。腟内ヒアルロン酸注入と同様にG-spotに注入することも可能だが，腟壁を隆起させる効果はヒアルロン酸と比較して劣る。G-spotや腟壁腹側への注入時は，尿道カテーテルを留置することで，尿道塞栓のリスクを回避できる。また肛門側への注入時は，直腸診と同様に肛門から指を挿入し，直腸側から指先で注入深度を確認しながら行うことで直腸穿孔のリスクを軽減できる。

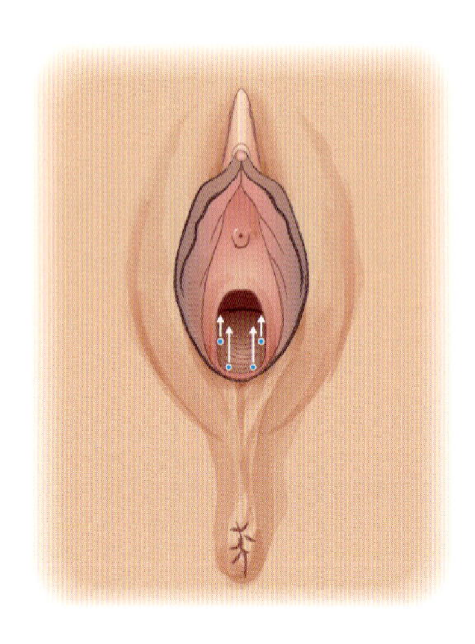

図　脂肪の移植方向

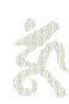

症例供覧

症例①：32歳，女性

出産後の膣のゆるみとパートナーの性的不満足の改善を希望して来院した。大腿内側より脂肪を採取し，前壁も含めて膣全体に21mL脂肪移植した。本人・パートナーともに高い満足が得られた。

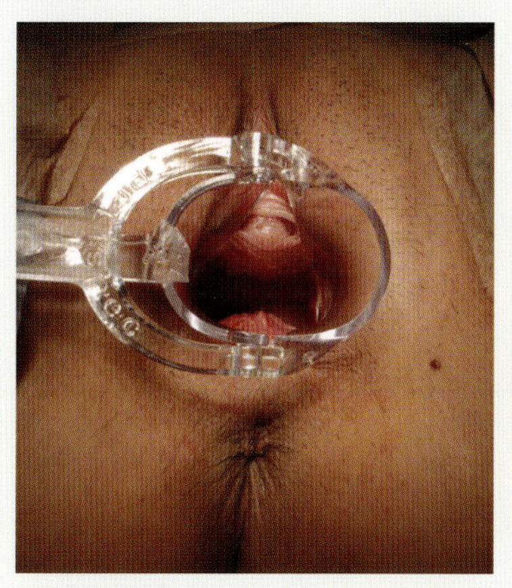

(a) 術前所見

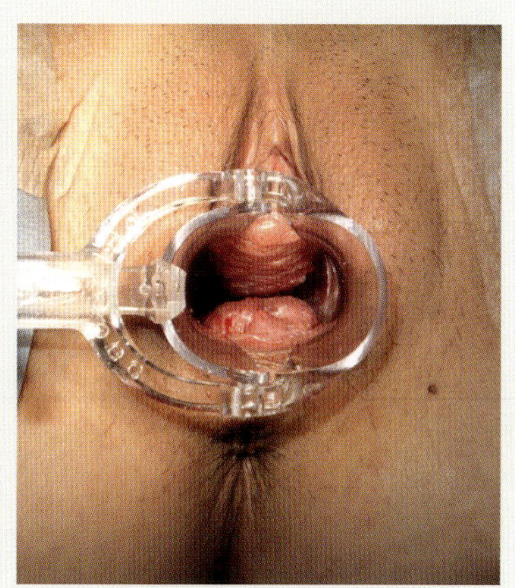

(b) 脂肪移植直後の所見

Ⅲ 術後管理

脂肪移植による大陰唇形成術（➔本書108頁）に準ずる。

Ⅳ 合併症

脂肪移植による大陰唇形成術（➔本書108頁）および膣内ヒアルロン酸注入（➔本書116頁）に準ずる。

9. 膣への脂肪移植術

引用文献

1) Juhász MLW, et al: Vaginal rejuvenation: a retrospective review of lasers and radiofrequency devices. Dermatol Surg, 2020. doi: 10.1097/DSS.0000000000002845. Online ahead of print
2) Adamo C, et al: Cosmetic mucosal vaginal tightenin (lateral colporrhaphy): improving sexual sensitivity in women with a sensation of wide vagina. Plast Reconstr Surg 123: 212e–213e, 2009
3) Brambilla M: Intramuscular-submucosal lipostructure for the treatment of vaginal laxity. Paper presented at Congresso Internazionale di Medicina Estetica, 2008, Italy
4) Meadows LD, et al: Fat augmentation of the anterior vaginal wall: a novel use of fat augmentation in enhancing the female sexual experience. Am J Cosmetic Surg 28: 171–176, 2011
5) Menkes S, et al: Microfat and nanofat grafting in genital rejuvenation. Aesthet Surg J, 2020. doi: 10.1093/asj/sjaa118. Online ahead of print
6) Cihantimur B, et al: Genital beautification: a concept that offers more than reduction of the labia minora. Aesthetic Plast Surg 37: 1128–1133, 2013

10. 会陰形成術・腟形成術

佐野　仁美

I　会陰形成術・腟形成術とは

会陰形成術は腟入口部を，腟形成術は腟口径を縮小することで，会陰部の外観の改善と性交渉時の満足度を高めることを目的とした手術である[1)〜3)]。腟形成術は俗に腟縮小術とも呼ばれる。

会陰形成術の適応は，経腟分娩によって会陰体や腟直腸筋膜が損傷した症例となることが多い。腟は出産時の産道としての機能をもつため，将来的に経腟分娩の可能性がある症例は適応とはならず[4)]，挙児希望のある症例では手術以外の方法を選択する。手術のほかに腟内腔を縮小する方法としては，他項で紹介した腟内ヒアルロン酸注入（➔本書112〜117頁）や脂肪移植（➔本書118〜122頁）のほかに，HIFU（超焦点超音波）や炭酸ガスレーザーなどがある。

手術に際しては，術前に問診したうえで，立位で臓器脱の有無を確認する。子宮脱や膀胱脱などの骨盤底筋群の機能低下を認める症例では泌尿器科や婦人科受診を勧める。また直腸指診を行い，直腸が腟側へ脱出しないか確認する。便秘など排便障害が強い症例では，肛門疾患を合併している可能性もある[5)]。肛門や直腸疾患の合併が疑われる場合は，専門科の受診を勧める。

II　手術手技

適　応

①出産後の会陰の変形やたるみ
②出産後の腟のたるみ
③会陰部損傷による腟入口部の開大
④主に経産婦で，将来的に挙児希望のない症例

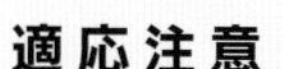

適応注意

①将来的に妊娠・経腟分娩の予定がある症例

②妊娠中

③悪性腫瘍

④婦人科系の感染症

⑤血液凝固障害

⑥局所の炎症性疾患（重度のアトピー性皮膚炎や硬化性苔癬など）

⑦子宮脱・膀胱脱などの骨盤底筋群の機能不全がある症例

準　備

クスコもしくは長めの筋鉤，ペアン，モスキートコッヘル，バイポーラ，持針器，アリス鉗子，形成外科剪刀，布鉗子，メス刃15番，メスホルダー，消毒用綿球，ガーゼ，皮膚ペン，縫合糸，局所麻酔薬（キシロカイン注射液「1%」エピレナミン（1：100,000）含有®：サンドファーマ社），生理食塩水，ガーゼ，覆布，消毒薬

デザイン

●会陰形成術

1)会陰部に前方皮弁を置き，腟に向かって後方粘膜弁をデザインする（➔図1）。

2)腟口の腟粘膜と皮膚の境界部位を両側対称的に鉗子で把持し，中央に寄せるように牽引して切開線の外側端を決める。この際に，新生腟口は2横指（約3cm）挿入できる程度を目安とする。また前方皮弁は，肛門括約筋にかからないよう注意する。後方粘膜弁は前方皮弁と同じか，やや長い程度とする。

●腟形成術

会陰部から2cmほどの位置から腟奥に向かって，腟壁のたるみに応じて腟後壁に後方腟弁が少し長くなるようなひし形の切除範囲を設定する（➔図2）。

いずれも過剰切除は創離開や性交痛の原因となるため，やや低矯正となるように心がける。

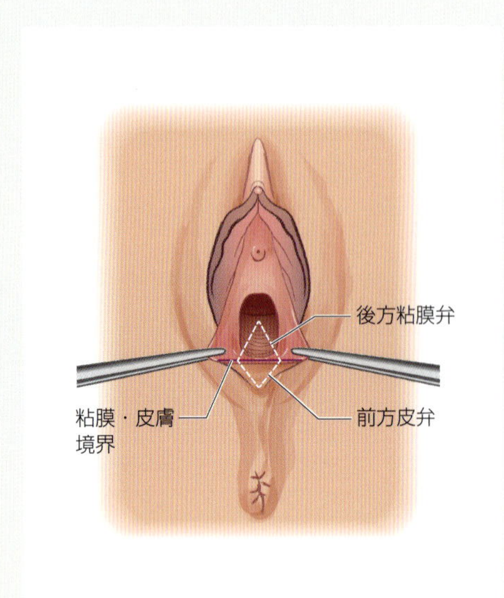

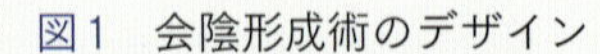
図1　会陰形成術のデザイン

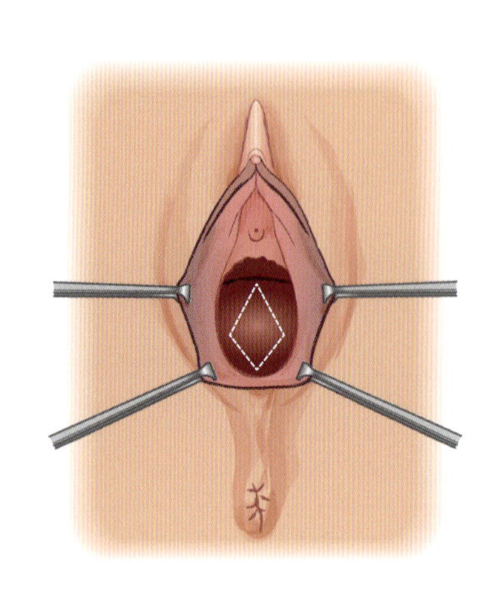
図2　腟形成術のデザイン

手術方法

1) 局所麻酔と静脈麻酔の併用下に行う。腟粘膜下への局所麻酔は，脂肪吸引に一般的に用いられるtumescent local anesthesia（以下，TLA）の要領で，多めに注入するとよい。止血効果や，腟粘膜と直腸の剥離効果が期待できる。局所麻酔薬を生理食塩水で半々に割ったもの30mL程度を，23Gのカニューレやカテラン針を用いて注入する。
2) デザインに沿ってメスで切開する。手前より形成外科剪刀を用いて，皮膚粘膜下・筋膜上で皮弁および腟弁を挙上し，切除する。特に粘膜弁の挙上においては，直腸腟筋膜を必ず直腸側に残すように，左指の先で皮弁の厚さを確かめながら剥離する。肛門括約筋や直腸の損傷に留意し，電気メスは使用しない。皮弁・腟弁の先端や側部をモスキートコッヘル鉗子やアリス鉗子で助手が牽引すると剥離しやすい。TLAが正確に注入されていれば，術野の出血は比較的少ない。
3) 会陰形成術では，会陰体の離開が強い症例では，両側にある球海綿体筋と浅会陰横筋の両側を中央で合わせるように1－0吸収糸で縫合し，会陰体を形成する（➔図3）[6]。球海綿体筋は大陰唇と連なるため，大陰唇部を把持するとテンションがかかることで同定し得る。浅会陰横筋は球海綿体筋と肛門括約筋の間に存在する。次いで直腸腟筋膜の断裂があれば，これを奥から縫合する。この際，筋膜の強度が保たれている部分で欠損部を覆うようにする。
4) 念のため直腸診を行い，直腸前壁の損傷の有無を確認する。バイポーラにて止血後，生理食塩水で洗浄する。

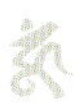

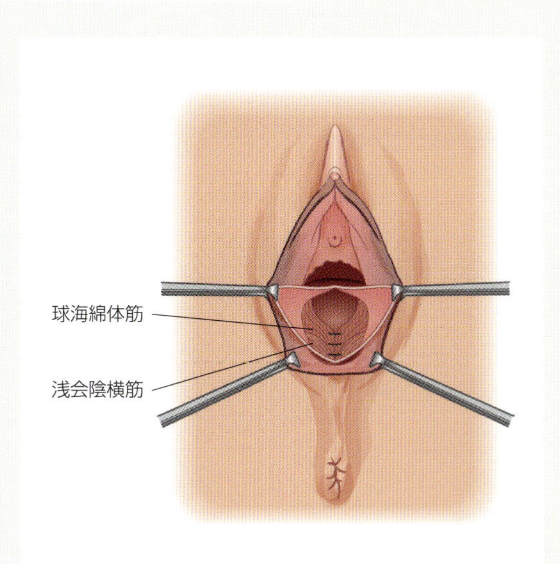

図3　会陰体の形成

5)会陰部は3-0吸収糸にて皮下縫合を行い，新生腟口の後陰唇交連とする。表層は3-0吸収糸（腟粘膜は丸針を用いる）にて垂直マットレス縫合を入れつつ，単一結紮縫合で奥から閉創する（➔図4，5)。縫合時も直腸損傷に気をつける。

6)術後は，抗生剤含有軟膏を塗布したガーゼを腟内に挿入し，腟パッキングを24時間行う。翌日再診とし，腟パッキングを除去する。1週間後に再々診とする。希望がなければ抜糸せずに自然脱落を待つ。

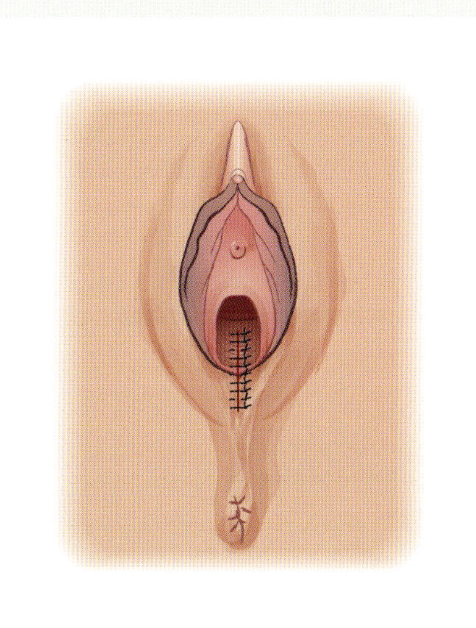
図4　会陰形成術の縫合後

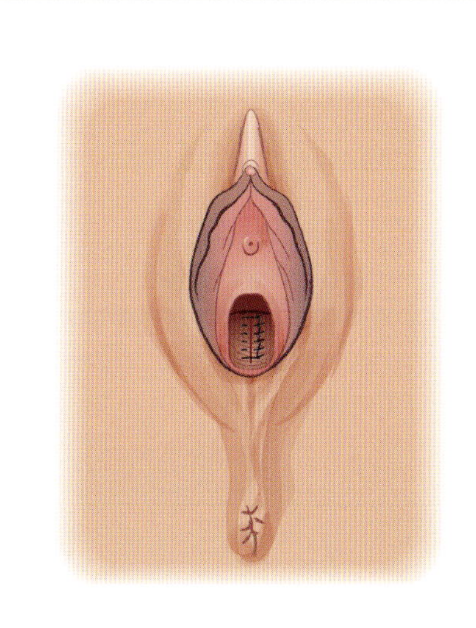
図5　腟形成術の縫合後

Ⅲ 合併症

主な合併症

疼痛，腫脹，感染，出血，血腫，創傷治癒遅延，創離開，有毛部の位置の変化，薬剤アレルギーなどの一般的な合併症に加え，術中の直腸損傷と過剰切除（オーバータイトニング）による会陰部痛や性交痛に注意する。

腟直腸損傷への対処法

腟弁を挙上する際は，直腸損傷を起こす可能性があるため丁寧に操作する。直腸損傷した場合に備えて，経腟出産における腟直腸損傷で必要な以下の手技を知っておくとよい[7]。

1) 欠損周囲の組織を必要に応じて鋭的に切除する。その際，利き手でない人差し指をガイダンスとして直腸内に残し，欠損部とその周辺組織の緊張をモニターしておく。
2) 術野を大量の生理食塩水で洗浄する。
3) 4－0吸収糸（丸針鋭針）でAlbert-Lembert縫合を行う（➔図6）。
4) 抗生剤（第2世代セフェム）を術後1週間処方する。

疼痛への対処法

オーバータイトニングによる疼痛に対しては，ダイレーターの使用（➔本書136～138頁参照），もしくは局所麻酔下に瘢痕の中央を縦に切開し，水平方向に縫合する。

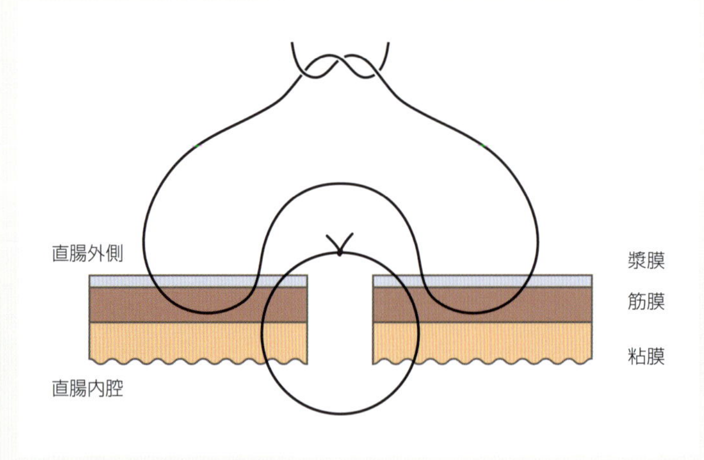

図6 Albert-Lembert縫合

引用文献

1) Gungor T, et al: Influence of anterior colporrhaphy with colpoperineoplasty operations for stress incontinence and/or genital descent on sexual life. J Pak Med Assoc 47: 248-250, 1997
2) Pardo JS, et al: Colpoperineoplasty in women with a sensation of a wide vagina. Acta Obstet Gynecol Scand 85: 1125-1127, 2006
3) Adamo C, et al: Cosmetic mucosal vaginal tightenin (lateral colporrhaphy): improving sexual sensitivity in women with a sensation of wide vagina. Plast Reconstr Surg 123: 212e-213e, 2009
4) 土井秀明ほか：外性器の美容外科．PEPARS 137: 49-54, 2018
5) Grody MHT: Rectocele and perineal defects. Benign Postreproductive Gynecologic Surgery, p247, McGraw-Hill Inc, 1994
6) 明楽重夫：後腟壁・会陰形成術．OGS Now 8 骨盤臓器脱の手術；正しい診断と適切な術式の選択，平松祐司編，pp86-95，メジカルビュー社，2011
7) Placik OJ: Perineoplasty and vaginoplasty. Female Cosmetic Genital Surgery: Concepts, Classification and Techniques, edited by Hamori CA, et al, pp161-180, Thieme Medical Publishers, 2016

Column

婦人科形成に，新しい一歩を

婦人科形成研究会 理事長 **佐野　仁美**

近年，婦人科美容・形成分野が1つの専門分野として認知され，シンポジウムやランチョンセミナーが企画されるようになってきた。また，婦人科美容・形成に関する講演依頼を複数いただき，関心の高まりも感じている。しかし医療業界全体でみるとまだまだマイナーな分野である。国家試験にも出題されず，保険も適用されない得体の知れなさに，偏見を持たれる医療関係者や存在すら知らない方が多いのも現状である。

一方で，ニーズの増加に伴い自費診療のクリニックを中心に本分野の治療を導入するクリニックが増加している。それにもかかわらず，中には専門知識のないまま治療を行い，トラブルに発展するケースもある。悪い評判はクリニック経営に直結するため合併症が公になることは少なく，共有もされず秘密裏に解決されることが多い。残念なことに，時と場所を変えて同じトラブルが繰り返されているのだ。

だからこそ，婦人科美容・形成が発展し認知されるにはさまざまな意見を交換し，経験を共有して後世に伝えていくことが急務なのである。実際に悩みを抱えている方がいるのは事実であり，医療の力で解決できる場合も多い。悩みをもつ側，相談を受ける側に適切な情報が届くことが，いま必要不可欠である。

なんとかこの現状を打破できないかと，四方八方，交友関係にある先生方に相談し，多数の賛同と協力を得て，2022年に立ち上げたのが「婦人科形成研究会」だ。現在，研究会では年に2回の定例会を開催し，婦人科美容・形成にかかわるさまざまな分野のスペシャリストの講演を聞く貴重な機会を提供している。これまでに5回の定例会を行い，「腟デバイスの効果比較」，「肛門美容」，「性交痛や処女膜強靭症」，「小陰唇縮小術」，「腟縮小術」をテーマに，経験豊富なスペシャリストをお招きしてご講演いただいた。毎回予定時間を超えて白熱した質疑応答が続き，懇親会でも積極的な意見交換がされている。今後も多数の興味深い講演を予定しており，是非読者の皆様にも参加いただけると嬉しい限りである。

また，研究会の活動を通して新しい発見もある。感染などのトラブルが起こった場合，施術を受けたクリニックが対応しない（できない）もしくはクリニックへの不信感から保険診療の医療機関を受診する患者も多いようだ。そしてトラブルの内容によって肛門外科，泌尿器科，婦人科，形成外科へ症例が分散される。対応した医療機関では，患者が受けた施術内容に関する知識に乏しく，対応に苦慮するケースや困惑するケースも多いとのことである。当然，施術した医師へ十分なフィードバックはなく，経験や学び，再発防止につながらない。こういった課題がわかったのも，研究会を通じてさまざまな専門の先生方から情報が集まってくるようになってからである。人とのつながりによって，私自身のより深い学びを育てていただき，感謝の気持ちでいっぱいである。

これらの経験を通して，各分野での経験や見解をすくい上げ共有すること，集まった情報を会員や定例会参加者にフィードバックすることが研究会の1つの使命と考えている。もちろん自分自身も学び，進化し続けたいと思う。

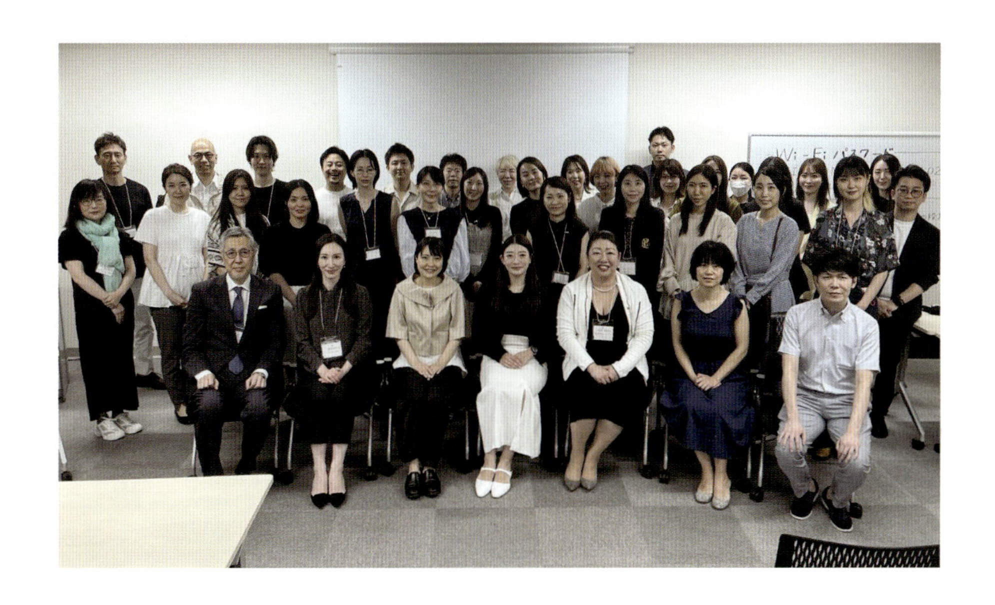

https://www.fujinkakeisei.com/

11. 処女膜切開術

佐野　仁美

I　処女膜切開術とは

処女膜（hymen）は，環状の白色粘膜で腟前庭に位置し，腟口を囲む（➔図1）。その形状は個人差が大きく多様である。性交渉や損傷によって破れると，腟口で不規則なヒダ状に残る。もともと瘢痕化している場合や，激しい運動などで損傷することもあるため，必ずしも初めての性交渉で疼痛や出血が起こるとは限らない。また，処女膜は1枚の薄い膜だと勘違いしていることもあるため，誤解のないように説明する必要がある。

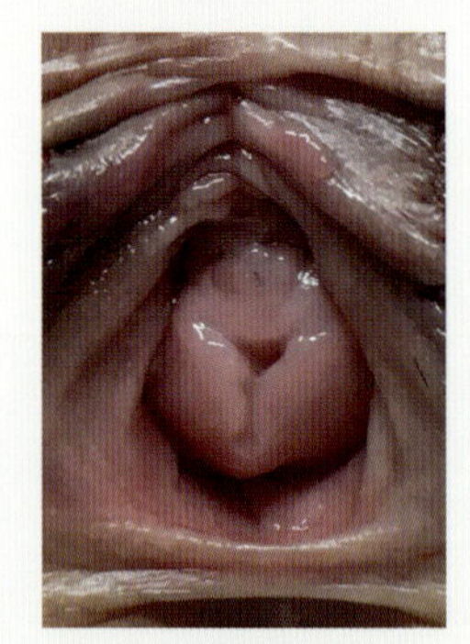

図1　処女膜外観

処女膜強靭とは，処女膜が通常より厚い，また線維化などにより伸展しにくいことで，挿入時に疼痛（性交痛）が生じ，性交渉が困難な状態と定義される。明確な診断基準はなく，疼痛によりペニスの挿入が困難な状態と，肉眼的所見および触診により診断される。性交渉が困難なことでパートナーとの関係構築や継続が困難となったり，未完成婚の原因となるなど当事者にとっては深刻な問題である。

処女膜強靭は，性機能不全群のうち性器-骨盤痛・挿入障害に分類される〔DSM-5-TR®（2022年）〕[1]。DSM-5-TR®によると性器-骨盤痛・挿入障害は表1のように診断される。

また，性器-骨盤痛・挿入障害は，しばしばほかの性機能不全，特に性欲と性的関心の減少と関連しており，その病因や治療には，パートナーの健康状態や性的問題，性行為への欲求の不一致，過去のトラウマや精神疾患，ストレス，文化や宗教などの要因も考慮すべきとしている。

このほかにも低エストロゲン状態による腟・外陰粘膜の萎縮や腟潤滑液の分泌低下，性器・尿路感染症，腫瘍，外傷などでも性交渉時に疼痛が生じることがある。

処女膜切開術は，処女膜の肥厚により挿入時の疼痛があり性交渉が困難な症例，挿

表1　性器-骨盤痛・挿入障害の診断基準

診断基準
A．以下のうち1つ（またはそれ以上）の持続性または再発性の困難： （1）性交の際の腟挿入 （2）腟性交または挿入を試みる際の外陰腟または骨盤の著しい疼痛 （3）腟挿入の予期，最中，またはその結果起こる外陰腟または骨盤の疼痛に対する著しい恐怖や不安 （4）腟挿入の際の骨盤底筋の著しい緊張または締めつけ B．基準Aの症状は，少なくとも約6カ月間は持続している． C．基準Aの症状は，その人に臨床的に意味のある苦痛を引き起こしている． D．その性機能不全は，性関連以外の精神疾患，または重篤な対人関係上の苦痛（例：パートナーからの暴力），または他の意味のあるストレス因の影響ではうまく説明されないし，物質・医薬品または他の医学的状態の作用によるものではない． **▶いずれかを特定せよ** **生来型**：その障害は，その人が性的活動を始めて以来存在していた． **獲得型**：その障害は，比較的正常な性機能の期間の後に発症した． **▶現在の重症度を特定せよ** **軽度**：基準Aの症状について軽度の苦痛の証拠がある． **中等度**：基準Aの症状について中等度の苦痛の証拠がある． **重度**：基準Aの症状について重度または極度の苦痛の証拠がある．

（髙橋三郎ほか監訳：性機能不全群．DSM-5-TR 精神疾患の分類と診断の手引，pp478-482，医学書院，東京，2023より引用）

入が物理的に困難な症例の症状改善を目的とする。処女膜切開術，処女膜切除術，輪状処女膜切除術が診療報酬点数表に収載されているが，処女膜閉鎖症や腟の膜様狭窄など適応は限られる（2024年10月現在）。産科・婦人科医でも治療の必要性を認識していない場合があり，医療機関を受診しても病気ではないと一蹴されてしまうなど，治療難民ともいえる患者が存在する。

Ⅱ　手術手技

適　応

①挿入時の疼痛により性交渉が困難な症例

②性交渉は可能であるが疼痛や出血がある症例

適応注意

①婦人科系や泌尿器系の感染症

②悪性腫瘍

③不安や恐怖による性器・骨盤痛

④腟痙攣（ワギニスムス）
⑤血液凝固障害
⑥局所の炎症性疾患（重度のアトピー性皮膚炎や硬化性苔癬など）

デザイン

内診台や砕石位にて診察を行い，肉眼的な観察や愛護的な触診によりあらかじめ疼痛が出現する部位を確認する。明らかに処女膜の肥厚が確認できる場合と，一部にやや硬い瘢痕様組織が存在して疼痛の原因となっている場合がある。

切開を入れることで性交渉時の疼痛を解除する方法が最も一般的で安全である。処女膜自体は残存するため，比較的自然に破れた状態に近いといえる。遊離縁から腟壁直上まで直線の切開ラインを，時計針の1，3，5，7，9，11時の方向にデザインする（➔図2）。腟壁は切開しない。処女膜の形態には個人差があるため，形態に合わせて切開ラインの位置や数を変更してもよい。

尿道や直腸が直下にある0，6時方向には念のため切開ラインを入れないようにする。瘢痕様組織が疼痛の原因となっている症例では，その部位を切除するようにデザインする。

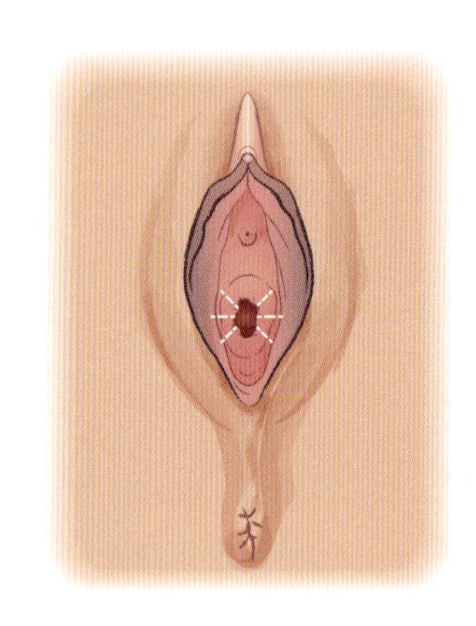
図2　デザイン例

手術方法

1) 局所麻酔だけでも鎮痛を得られるが，吸入麻酔や静脈麻酔を併用するとよい。外陰部を触られることに恐怖心が存在することが多いため，著者は局所麻酔と静脈麻酔の併用下で手術することが多い。患者体位は低砕石位とする。30〜32G針にて2〜4mLの局所麻酔薬を切開ラインの粘膜下に局注する。
2) 切開ラインに沿って，メスもしくは電気メスで処女膜に切開を入れる。切開の前にモスキート鉗子で切開ラインを挫滅させると出血が少ない。腟壁は傷つけないようにする。処女膜に動脈枝が含まれていることがある。動

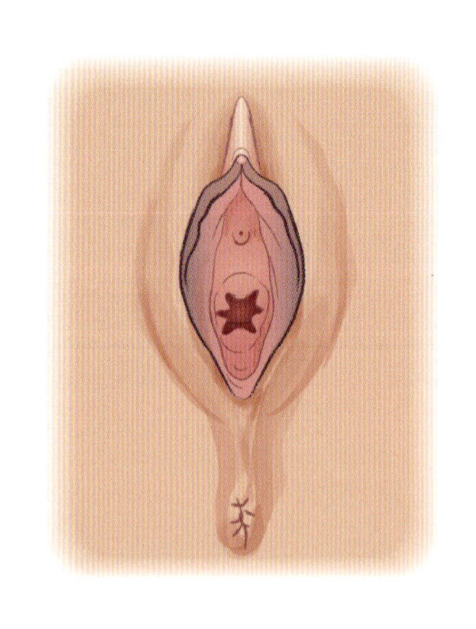
図3　切開後の状態

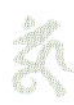

脈性の出血があれば結紮する。切開が深すぎると，腟壁損傷による瘢痕拘縮や直腸穿孔および尿道穿孔の原因となり得るため注意する。

3)切開・切除後，静脈麻酔下で2指を挿入可能であれば一般的な性交渉は問題なく行うことができるとされる。基本的に縫合の必要はない（➔図3）。

症例供覧

症例：27歳，女性

7年前から性交時に激痛があるため，治療希望にて来院した。性交痛により性交渉ができず，交際が破局することが多いため悩んでいた（現在はパートナーあり）。

来院時，肛門側に半月状に処女膜が残存し，軽く触れただけでも強い疼痛を認めたため，処女膜強靭と診断し，3，5，7，9時の方向に切開した。

術後2週で性交渉を開始し，当初軽度の性交痛を認めたが，1カ月後には性交痛は消失し，結果に満足している。

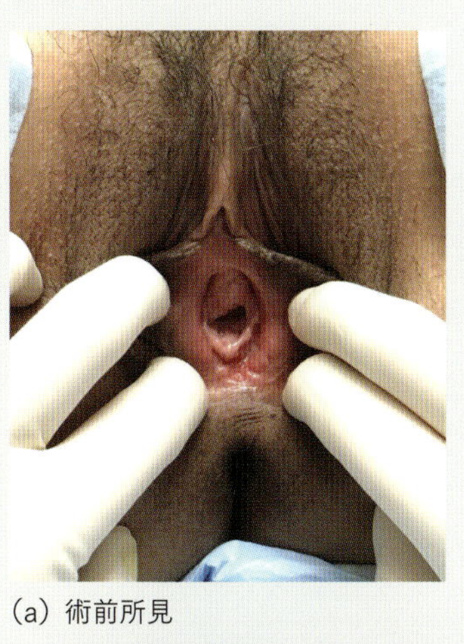

(a) 術前所見

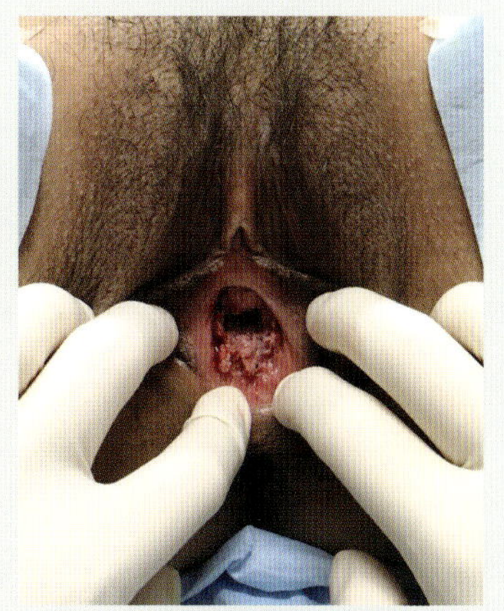

(b) 切開直後の所見

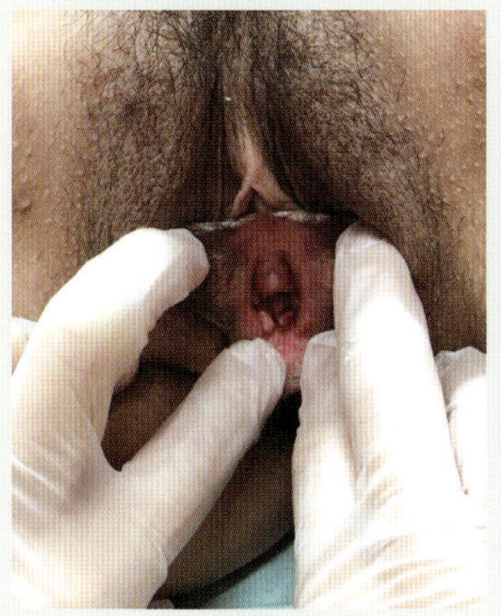

(c) 術後1週の所見

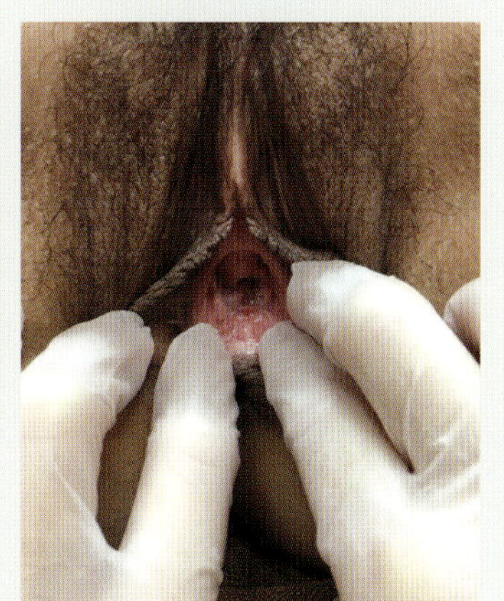

(d) 術後1カ月の所見

Ⅲ 術後管理

- 抗生剤含有軟膏，鎮痛剤，抗生剤，胃薬の処方を行う。
- 術翌日より，シャワー浴による創部の石鹸洗浄と抗生剤含有軟膏塗布を開始する。
- 術後1週間は，抗生剤含有軟膏をこまめに外用し，物理刺激，飲酒，喫煙は避ける。
- 入浴は2週間後から可。
- 激しい運動や手術部位が伸展されるような運動・性交渉は2週間後から可。
- 術後1週に再診とする。

手術により器質的な原因が改善されたにもかかわらず，引き続き性交痛を訴える症例がある。性交渉時に強い疼痛を繰り返し経験することで，性交渉自体が脳内で疼痛に変換されてしまうといわれている。疼痛の下行性抑制系の機能不全が一因とされるが，その機序は十分に解明されていない。このような症例では挿入行為自体に慣れるため，潤滑ゼリーとともに腟ダイレーターを用いた系統的脱感作療法を行う[2)]。医療用の腟ダイレーターや潤滑ゼリーは日本性科学会のホームページから購入可能である。

腟ダイレーターの使用方法

腟ダイレーターは尖端が丸みを帯びた筒状の医療器具であり，プラスティック製またはゴム製で，通常長さは約14～18cm，太さは1cm程度から数cmまで3～4段階に分かれている（➔図4）。患者に購入してもらい自宅で使用してもらう。

婦人科美容・形成外科に携わる医師として，その使用目的や方法に関して適切な知識をもつ必要がある。以下に「腟ダイレーター；適応疾患と使用の実際」[3)]より一部引用する。

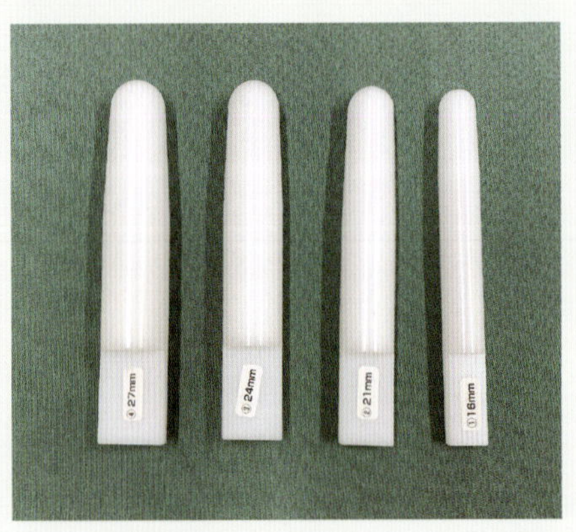

図4 医療用ダイレーター

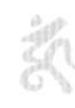

●ワギニスムス・性交痛における腟周囲筋のリラクゼーション法の習得

腟ダイレーターは，腟周囲の筋肉が不随意に攣縮を起こすワギニスムスの治療にも用いられ，国内では従来この目的に使用されることが多かった。ここで重要なのは，腟ダイレーターの使用目的が腟の物理的拡張ではない点である。ワギニスムス治療は，自律訓練法などによる全身のリラクゼーション，患者自身やパートナーによるタッチング，自分で行う挿入練習，パートナーによる挿入練習，ペニスの挿入練習など，多段階から構成される一連のプロセスである。挿入練習は，筋の不随意的な緊張だけでなく，その背景にある患者の性器への嫌悪感や挿入への恐怖なども解消することを目指しているため，治療場面では患者の不安，躊躇，恐怖が自然な形で取り上げられて対処される必要がある。

実際の挿入練習にあたっては，通常はまず綿棒から始め，タンポンのアプリケーター，自分の指などを用いた後，サイズの異なる腟ダイレーターを使う。まず，最も細いサイズを無理なく挿入できるようになったら，一段階ずつサイズを上げていく。練習はケーゲル体操と併せて行われ，腟周囲の筋の緊張と弛緩をくりかえし，腟を弛緩させたタイミングでダイレーターを挿入するようにする（➔表2）。出血や疼痛が強い場合は使用を中止する（➔表3）。

このような練習によって，患者は筋の緊張と弛緩を意識し，自らコントロールできるようになる。腟ダイレーターを用いた同様の手法は，筋緊張に由来する性交痛全般に対しても応用できる。

表2　腟ダイレーターの挿入の実際

①腟ダイレーターに水溶性のゼリーを十分塗ります。 ②少なくとも15分はプライバシーが保てる時間を選んで，ベッドに横になります。腟ダイレーターを，優しくゆっくり腟に挿入します。腟がきつく感じる時には無理に入れず，その場所で挿入を止めたまま，腟筋肉の緊張とリラックスをくりかえします。 ③腟の力が抜けたら，腟ダイレーターを奥にすべりこませます。腟ダイレーターをすっかり挿入するまでに，腟筋肉の緊張とリラックスを数回くりかえす必要があるかもしれません。排便する時のようにしゃがみこんで腟の筋肉を外に押し出すような姿勢をとると，楽に挿入できる人もいます。 ④腟ダイレーターをできるだけ奥まで挿入したら，少なくとも10分間はそのままにしておきます。その間は本を読んだり，テレビを見たり，誰かと電話で話をしたりするのもいいでしょう。もし腟ダイレーターがすべり出てきたら，もっと奥に，そっと挿入してください。 ⑤腟ダイレーターを取り出したら，刺激の少ない石鹸と水で洗います。石鹸はよく洗い流して下さい。石鹸の成分が腟ダイレーターの表面に残っていると，次に挿入した時に腟に刺激を与えてしまうことがあります。

（高橋都ほか訳：がん患者の幸せな性；あなたとパートナーのために．pp76–77，春秋社，2002より引用）

表3　使用を中止する時

■多量の出血 ■鋭い疼痛 ■挿入への物理的抵抗 ■帯下の増加 ■発熱

Ⅳ　合併症

主な合併症

再癒着，疼痛，感染，出血，創傷治癒遅延，吸収糸の早期脱落，瘢痕拘縮，感覚過敏，薬剤アレルギーなどが挙げられる。

まれに切開断端の一部が再癒着することがある。術後1週の再診時に再癒着や合併症の有無を確認し，必要があればダイレーターの使用を開始する。

引用文献

1）高橋三郎ほか監訳：性機能不全群．DSM-5-TR 精神疾患の分類と診断の手引，pp478-482，医学書院，東京，2023
2）森村美奈ほか：外陰痛への対応．医事新報4783：59-60, 2015
3）高橋都：膣ダイレーター；適応疾患と使用の実際．日性科会誌 21：75-80, 2003

Column

女性器と絵画

石川　嵩紘

女性器をテーマとした美術は，古くから世界中に存在しています。人は例外なく母親のお腹の中で育ち，生を受けます。芸術家は生命誕生への敬意や信仰，性愛を表現するために女性器を主題として作品にしました。本コラムでは美術の分野の中でも絵画に絞り，女性器を描いた作品をご紹介します。

日本でよく知られているものとしては，春画と呼ばれる浮世絵の一種が挙げられます。今では世界の主要美術館にコレクションされている春画ですが，もともとはポルノグラフィーとして制作されていました。葛飾北斎（1760～1849年）もたくさんの春画を制作しています。巨大な蛸が女体をまさぐる**1.**『蛸と海女』（『喜能会之故真通』より：1814年頃）の奇抜な発想は，現在においても多くの美術家に影響を与えています。北斎以外にも，当時を代表する浮世絵師がこぞって春画を発表しました。**2.**歌川国芳『逢見八景』（1833年）も，大写しで性器を描写したダイナミックな作品です。

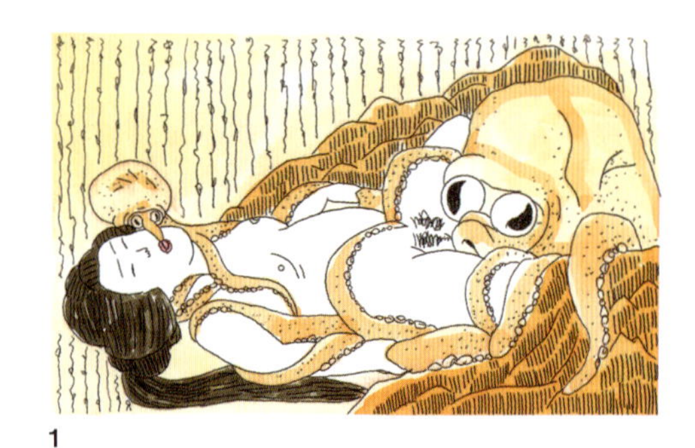

1
『蛸と海女』葛飾北斎

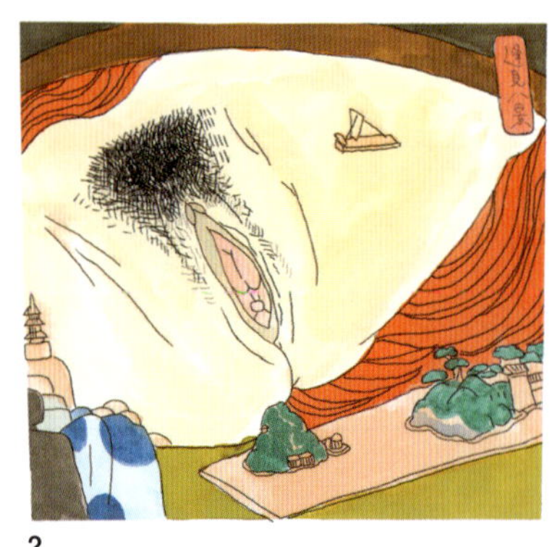

2
『逢見八景』歌川国芳

春画を含む浮世絵は19世紀にヨーロッパへ渡ります。浮世絵を取り扱う美術商がパリに誕生し，人気を博しました。ヨーロッパの人々は春画をポルノグラフィーとしてではなく，斬新な美術作品として高く評価したのです。このことからも，女性器や性をテーマとした美術は昔から世界中で受け入れられていたことがわかります。

西洋美術の歴史で女性器を大々的に取り上げた作品は，**3.** ギュスターヴ・クールベ（1819〜1877年）の『世界の起源』（1866年）でしょう。作品はフランス近代絵画の粋を集めたオルセー美術館に収蔵されています（ちなみにオルセー美術館に譲渡される前のオーナーは，精神科医のジャック・ラカンでした）。画面の中央に女性器が描かれた大胆な構図は日本の春画の影響を受けているともいわれており，確かに『逢見八景』に似ていますね。リアリズム表現で一世を風靡したクールベの技巧をもって陰毛すら克明に描き出したことで，スキャンダルとなりました。

そもそも，ヨーロッパで陰毛はいつから描かれるようになったのでしょうか。14世紀初頭のルネサンスにおいて，美術はキリスト教と密接にかかわり発展してきました。作品のモチーフは聖人や神話の登場人物であり，実在の人物を描くことはほとんど許されませんでした。もちろん作品の内容にも厳しい倫理観が求められます。ルネサンス美術を象徴するサンドロ・ボッティチェッリ（1445頃〜1510年）の **4.**『ヴィーナスの誕生』（1484年頃）や，アルブレヒト・デューラー（1471〜1528年）の **5.**『アダムとイブ』（1507年）でも，裸婦の女性器は手や葉を配置することで巧妙に隠されています。昔は陰部そのものをリアルに描くことがタブーだったのです。

盛期ルネサンス美術からおおよそ300年経った19世紀前半に大きな変化が訪れます。フランシスコ・デ・ゴヤ（1746〜1828年）

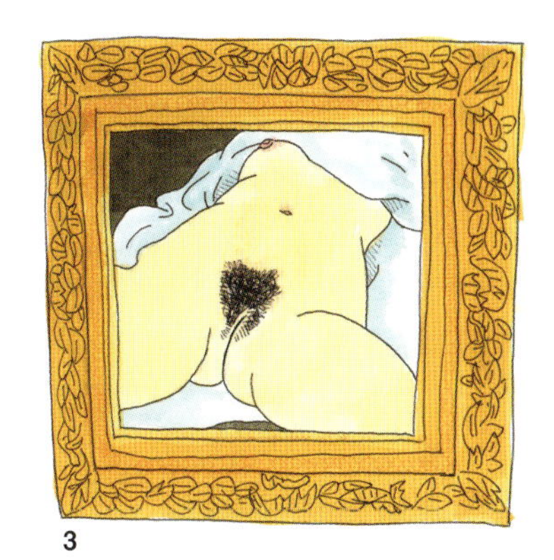

3
『世界の起源』
ギュスターヴ・クールベ

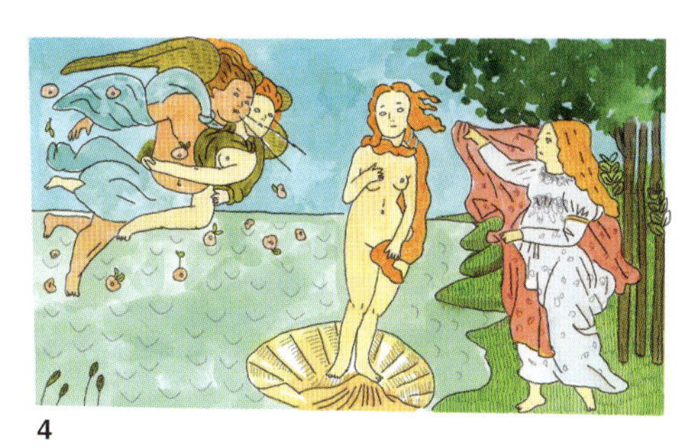

4
『ヴィーナスの誕生』
サンドロ・ボッティチェッリ

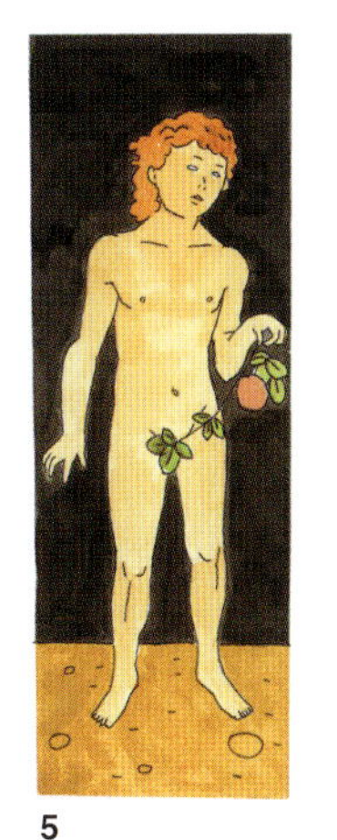
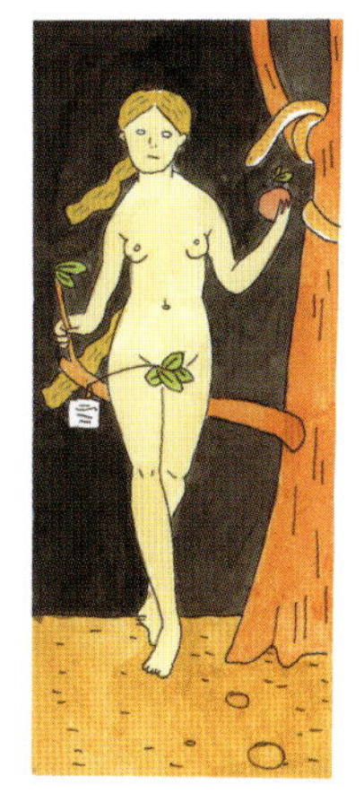

5
『アダムとイブ』
アルブレヒト・デューラー

による6.『裸のマハ』（1797〜1800年頃）は，当時のスペインに衝撃を与えました。この作品は西洋美術史において，初めて実在の人物の陰毛を描いた記念碑的な作品です。よく見れば，うっすらとトライアングル型に陰毛が描かれています。ゴヤや，前述したクールベによってタブーのたがが外れ，以降は自由に性を表現した作品が増えていきます。時代背景として道徳に対する考え方が変化しつつあったことも大きな要因であったといえるでしょう。

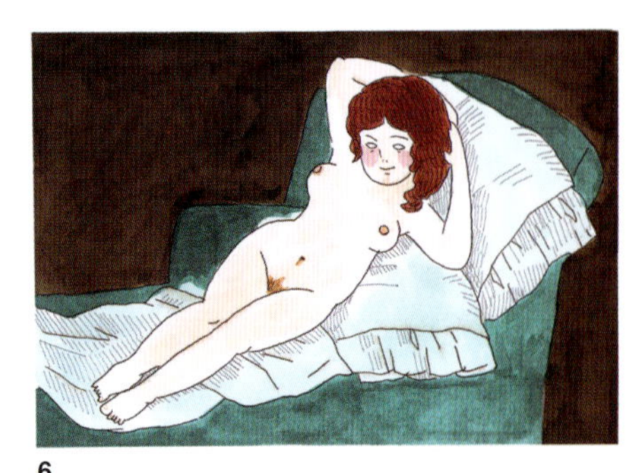

6
『裸のマハ』フランシスコ・デ・ゴヤ

早逝した天才画家であるエゴン・シーレ（1890〜1918年）は奔放な女性関係で知られ，裸婦像を数多く制作しました。ウィーンで美術を学んだシーレは，工芸学校の先輩であるクリムトと協力関係を築きながら独自の画風を確立します。妖艶な線描は，一見するだけでシーレのそれとわかるほどです。陰毛の描写も特徴的で，シーレはナチュラルに毛が茂る様子を描きます。伸びやかなタッチは，性の悦びを表現しているようです。7.『黒いストッキングのヌード』（1917年）などにその強烈な個性を感じることができます。

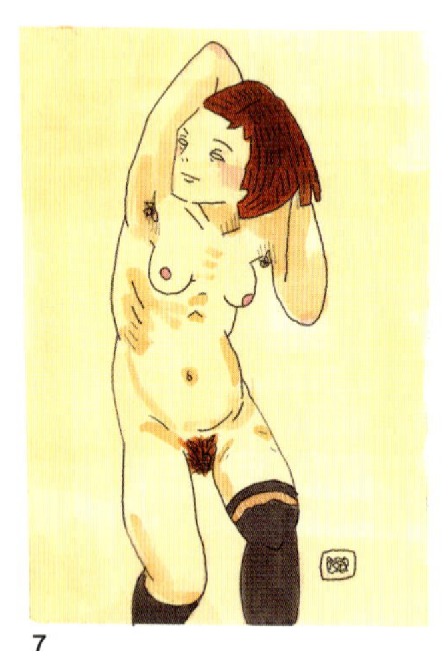

7
『黒いストッキングのヌード』
エゴン・シーレ

今を生きる私たちにとって身近な存在である，現代美術にも目を向けてみましょう。生存画家としてオークションで二桁億円の落札価格を記録し，最高峰の作家といわれるゲルハルト・リヒター（1932年〜）も裸婦像を描いています。東ドイツ出身のリヒターはさまざまな手法で絵画の表現を拡大しました。その手法の1つであるフォトペインティングは，雑誌や新聞の写真を精密に模写しつつ，ぼかし効果を加えます。階段を降りる裸婦を描いた8.『エマ』（1966年）の陰毛はぼかされていますが，整えら

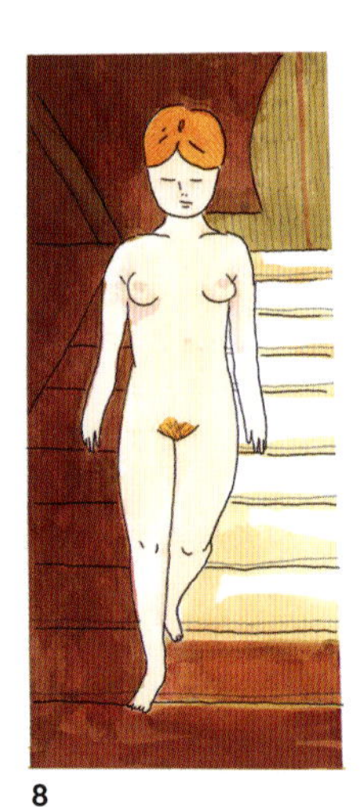

8
『エマ』
ゲルハルト・リヒター

れているように見え，シーレのそれと比べて没個性的な印象を受けます。これは情報社会となった現代において，ファッションや美容も模範的なイメージが広く求められるようになったことが影響しているのではないかと考えられます。そのような社会背景をリヒターの裸婦像から読み取ることができるのではないでしょうか。

実は，ここまで登場した画家たちはすべて男性です。女性が積極的に作家として美術の世界に参加するようになったのはごく最近のことなのです。米国の女流画家，ジョージア・オキーフ（1887〜1986年）を最後にご紹介したいと思います。オキーフは花をモチーフに数々の名作を遺しました。**9.**『赤いカンナの中』（1919年）は肉感的に花びらを描いており，その中心部は仄暗く奥へと伸びて行きます。オキーフは自作について多くを語っておらず謎に包まれていますが，花は女性器を表しているとも考えられています。オキーフ以降，女流作家は一般的な存在となっていきました。女性が自身の性を語る作品は，ジェンダーの考え方が多様化する今日において一層大きな意味をもち得ます。

女性器をテーマとした作品は，制作時代の社会背景や流行を映し出す鏡なのだと思います。美術館で出会う作品にもさまざまなストーリーが隠されています。普段何気なく眺めていたヌード作品も，また違った魅力を発見できるかもしれません。ぜひ，新鮮な気持ちで美術に触れてみてください！

(Takahiro Ishikawa・アートディレクター)
イラストレーション：辻井 希文

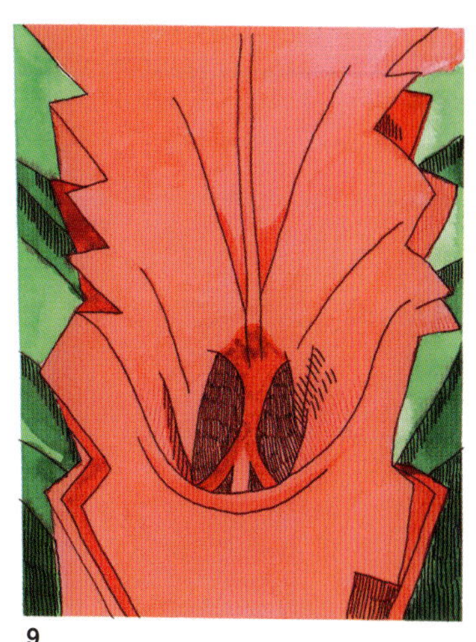

9
『赤いカンナの中』
ジョージア・オキーフ

事項索引

和　文

あ

あみ糸 …… 25

い

陰核 …… 10, 13, 68
　─亀頭 …… 14, 68, 72
　─脚 …… 14
　─体 …… 14
　─背動静脈 …… 72
　─包茎手術 …… 68
　─包皮 …… 14, 68
　─包皮縮小術 …… 68
陰茎海綿体 …… 72
陰唇形成術 …… 40
陰唇小帯 …… 10
インフォームドコンセント …… 2

え

会陰形成術 …… 124, 125
会陰体 …… 18
会陰部 …… 18
会陰縫線 …… 10, 18

か

外陰部動脈 …… 16
外肛門括約筋 …… 18
外性器の神経支配 …… 17, 18
外尿道口 …… 15
解剖学 …… 10
角針 …… 24
カメラ条件 …… 31
鉗子 …… 28

き

逆角針 …… 24
吸入麻酔 …… 32
球海綿体筋 …… 18
吸収性縫合糸 …… 26
局所麻酔 …… 31

く

楔状（V字）切除法 …… 40, 46
クリトリス …… 68

こ

鉤 …… 29
後陰唇交連 …… 10, 11
合成皮膚接着剤 …… 86
肛門 …… 10
骨盤底の構造 …… 19
コンパートメント症候群 …… 36

さ

砕石位 …… 35
三点縫合 …… 34

し

持針器 …… 28
脂肪移植（術） …… 102, 104, 118
脂肪吸引 …… 104
写真撮影（のコツ） …… 30
小陰唇 …… 10, 11
　─形成術 …… 40
　─縮小術 …… 40
　─縮小術の説明書・同意書 …… 4, 7
　─の血流 …… 17
　─肥大 …… 40
笑気麻酔 …… 32
小前庭腺 …… 15
静脈麻酔 …… 32
処女膜 …… 15, 132
　─強靭 …… 132
　─切開術 …… 132
女性外性器の血管系 …… 16
女性外性器の神経支配 …… 17, 18
真皮・粘膜下縫合 …… 33

す

スキーン腺 …… 15

せ

性感染症 …… 67
性器-骨盤痛・挿入障害 …… 132
性機能不全 …… 132
性交痛 …… 132, 137
鑷子 …… 27
前陰唇交連 …… 10
浅会陰横筋 …… 18
線状切除法 …… 40, 41
前庭球 …… 15

剪刀 ………………………… 27

た

大陰唇 ………………………… 10, 11
　—形成術 ………………………… 76, 94, 102
　—縮小術 ………………………… 76
大前庭腺 ………………………… 15
単糸 ………………………… 25

ち

恥丘 ………………………… 10, 11
膣 ………………………… 19
膣鏡 ………………………… 29
膣形成術 ………………………… 124, 125
膣口 ………………………… 15
膣前庭 ………………………… 10, 14
膣ダイレーター ………………………… 136
膣直腸損傷 ………………………… 128
膣と周辺臓器の構造 ………………………… 20
膣内ヒアルロン酸注入 ………………………… 112
膣への脂肪移植術 ………………………… 118
注入充填剤 ………………………… 94
直腸損傷 ………………………… 128
治療計画 ………………………… 3

て

電気メス ………………………… 30

と

ドッグイヤー ………………………… 34

な

内陰部動脈 ………………………… 16

に

尿道傍腺 ………………………… 15

は

バイポーラ ………………………… 30
バルトリン腺 ………………………… 15

ひ

ヒアルロニダーゼ ………………………… 100
ヒアルロン酸 ………………………… 94, 112
　—注入 ………………………… 94
　—分解酵素 ………………………… 100
表層縫合 ………………………… 33

ふ

フィラー ………………………… 94
副皮 ………………………… 58
　—切除術 ………………………… 58

へ

閉経後性器尿路症候群 ………………………… 38, 118
ペニス様変形 ………………………… 52

ほ

縫合糸 ………………………… 25
縫合針 ………………………… 24
ホタテ貝様変形 ………………………… 52
ボンドアウト法 ………………………… 86

ま

埋没縫合 ………………………… 33
麻酔 ………………………… 31
丸針 ………………………… 24

め

メス ………………………… 26

も

モノポーラ ………………………… 30
問診票 ………………………… 4, 6

よ

より糸 ………………………… 25

わ

ワギニスムス ………………………… 137

欧　文

A

Albert-Lembert 縫合 ………………………… 128
anterior commissure of labia ………………………… 10
anus ………………………… 10

B

Bartholin's gland ………………………… 15
body of the clitoris ………………………… 14
buck 筋膜 ………………………… 72
bulb of vestibule ………………………… 15
bulbospongiosus muscle ………………………… 18

C

Chang 分類 …… 12
clitoral double fold …… 58
clitoris …… 13
crus of the clitoris …… 14

D

dartos 筋膜 …… 72
DSM-5-TR …… 132

E

external anal sphincter muscle …… 18
external pudendal artery …… 16

F

filler …… 94
fourchette …… 10
Franco and Franco 分類 …… 12
frenulum of labia minora …… 10

G

genitourinary syndrome of menopause …… 38, 118
Grafenberg zone …… 19
glans of the clitoris …… 14
GSM …… 38, 118
G-spot …… 19, 112

I

internal pudendal artery …… 16

L

labia majora …… 11
labia minora …… 11
labiaplasty …… 40
labioplasty …… 40
lateral prepucial fold …… 58

M

mons pubis …… 10, 11
Motakef 分類 …… 13

P

perineal body …… 18
perineal raphe …… 10, 18
posterior commissure of labia …… 10, 11
prepuce of the clitoris …… 14

R

retrograde linear threading 法 …… 95, 96, 98

S

Skene's gland …… 15
superficial transverse perineal muscle …… 18

U

urethral opening …… 15

V

vaginal opening and hymen …… 15
vaginal vestibule …… 14

編著者紹介

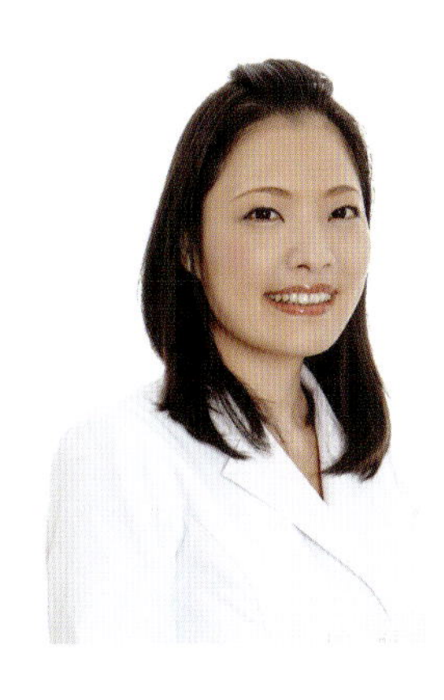

佐野　仁美（さの　ひとみ）

日本形成外科学会専門医，医学博士，現代アートコレクター

2005年　筑波大学医学部 卒業
2014年　東京大学大学院医学系研究科 卒業

日本医科大学形成外科 大学院講師を経て，2020年６月よりルーチェクリニック銀座院 院長就任。創傷治癒学会 評議員，創傷外科学会 学会誌編集委員を兼ねる。

プライベートでは，現代アートコレクターとして，日本テレビ「明石家さんま画廊」をはじめ多数メディアに出演。国際的なアートフェアや展覧会を巡るために，日頃からウォーキングや筋トレにも余念がない。またコレクションの傍ら，クラウドファンディングを通した資金調達や展覧会の企画，アドバイザリー事業を通して，若手アーティストの支援活動を行っている。

趣味は子育て。高齢出産を経て，私生活では育児に振り回されるママ。愛娘の成長と笑顔が何よりもパワーチャージに。

婦人科美容・形成術の基本手技　改訂第2版〈検印省略〉

2021年4月12日　第1版第1刷発行
2025年4月15日　第2版第1刷発行
定　価　13,750円（本体12,500円＋税10％）

編著者　佐野　仁美
発行者　今井　　良
発行所　克誠堂出版株式会社
〒113-0033　東京都文京区本郷3-23-5-202
電話　03-3811-0995　　振替　00180-0-196804
URL　http://www.kokuseido.co.jp

印刷・製本・組版：三美印刷株式会社

ISBN 978-4-7719-0605-1 C3047　￥12500E